1

Mitarbeiter in der Alten-/Krankenpflege erfolgreich führen

Horst Brzoska

2011 Institut für Altenpflege, Freithof 30, 41460 Neuss
Telefon: 02131/27 75 42
E-Mail: horstbrzoska-beratung@t-online.de
www.institut-fuer-altenpflege.de

Vorwort

Vor 20 Jahren habe ich das Institut für Altenpflege gegründet, an dem bisher mehrere hundert Fach- und Führungskräfte die staatlich anerkannte Weiterbildung zur Heim-, Pflegedienst- und Wohnbereichsleitung absolviert haben. Im Laufe meiner langjährigen Tätigkeit als Dozent stelle ich immer wieder fest, dass mir Kursteilnehmer von überlasteten Vorgesetzten, der Hektik im Pflegealltag, von bürokratischen Hemmnissen und zu vielen Überstunden in den Einrichtungen berichten. Das führe vielfach zu einer angespannten Atmosphäre, die täglich beobachtbar sei und das Betriebsklima negativ beeinflusse.

Ich stellte mir die Frage: "Wie kann man die Zusammenarbeit der Mitarbeiter in Einrichtungen der Altenpflege zum Wohle der auf Hilfe angewiesenen Menschen verbessern?" Aus meiner Sicht liegen die Hauptgründe für diese Probleme vor allem in einer unzureichenden Kommunikation in den Häusern. So nutzen Vorgesetzte vielfach nicht Gespräche, um Mitarbeiter motiviert und zielorientiert zu führen. Feedback, Lob und Kritik braucht jeder Mitarbeiter.

Der Ratgeber richtet sich an Fach- und Führungskräfte in der Alten- und Krankenpflege sowie der Behindertenhilfe. Er Vermittelt nicht nur notwendiges theoretisches Grundwissen zur Motivation und Förderung von Mitarbeitern, sondern zeigt an einer Vielzahl von praxisbezogenen Tipps, wie Sie den Informationsaustausch innerhalb Ihrer Einrichtung verbessern und damit die Arbeitsabläufe in Zukunft noch erfolgreicher gestalten können als bisher. Nutzen Sie den Ratgeber, um Ihre Führungskompetenz zu erweitern. Denn wer handelt, kann viel erreichen. Ein ausführliches Inhalts- und Stichwortverzeichnis erleichtert Ihnen die Orientierung in den einzelnen Kapiteln.

Das Buch ist in drei Kapitel unterteilt:

Teil 1 beschreibt die Aufgaben eines Unternehmensleitbildes, das Aussagen über Ziele und Haltungen des Trägers macht, um sich ein unverwechselbares Profil im Vergleich zu anderen Einrichtungen zu geben. Diese Leitlinien sollen Maßstab für die Zusammenarbeit aller Mitarbeiter in der Einrichtung sein.

Teil 2 befasst sich mit Führungsstilen und der Rolle der Führungskraft, die maßgeblichen Einfluss auf die Zusammenarbeit und die Arbeitsmoral der Mitarbeiter in der Pflege haben.

Teil 3 setzt sich mit dem Führungsinstrument Mitarbeitergespräche auseinander. Kommunikation und Motivation der Beschäftigten in der Einrichtung sollen dadurch gestärkt und verbessert werden.

Teil4 zeigt konkret an einem Beispiel, wie die jährliche Leistungsbewertung der Mitarbeiter mit einer erfolgsabhängigen Prämie verknüpft werden kann. Ein ausführlicher Beurteilungsbogen ermöglicht es dem Vorgesetzten, das Gespräch offen und effektiv zu führen.

Horst Brzoska

Inhaltsverzeichnis

1. Leitlinien und Werte in der Pflege

Pflegeeinrichtungen müssen dem Selbstbestimmungsrecht ihrer Bewohner auf der einen Seite und der Fürsorgepflicht auf der anderen Seite gerecht werden. In diesem Spannungsfeld spielen die **Leitlinien** und **Wertvorstellungen** in einer Einrichtung eine wichtige Rolle. Leitlinien können sich beispielsweise aus einer kirchlichen Ausrichtung des Trägers oder aus der Historie eines Hauses ableiten. Nach außen geben sie dem Träger im Vergleich zu anderen Einrichtungen ein unverwechselbares Profil. Damit begründen Leitbilder maßgeblich erst den Ruf eines Hauses. Nach innen vermitteln Leitlinien den Mitarbeitern*, welche Zielvorstellungen in einer Einrichtung vorherrschen. Sie "leiten" die Pflegekräfte an, wie sie mit Bewohnern und Patienten umgehen sollen, auch dann, wenn es keine ausdrücklichen Arbeitsanweisungen gibt. Aus einem übergeordneten Unternehmensleitbild, auch **Trägerphilosophie** genannt, können weitere Leitbilder für die Pflege, Hauswirtschaft und den "Sozialen Dienst" entwickelt werden.

Wertvorstellungen beeinflussen das Handeln ähnlich wie Leitlinien, sind aber universeller. Sie beeinflussen bewusst oder unbewusst jedes soziale Handeln, also jeden Umgang der Menschen miteinander. Erfahrungsgemäß entstehen Werte erst durch Vorbilder. Werte wie gegenseitige Achtung, Zuverlässigkeit und Ehrlichkeit sollten Grundpfeiler eines jeden Unternehmens sein, nicht nur im Bereich von Pflegedienstleistungen.

*Immer wenn im Text die männliche oder weibliche Form der Formulierung gewählt wurde, ist selbstverständlich auch die andere Form gemeint.

Die Wertvorstellungen eines Hauses werden im Idealfall von den Mitarbeitern verinnerlicht und prägen das Handeln gegenüber Hilfe bedürftigen Menschen. Das Führungspersonal muss dafür Leitlinien und Wertvorstellungen deutlich kommunizieren und vor allem vorleben. Nur wenn diese Rahmenbedingungen gegeben sind, machen die Mitarbeiter gute Arbeit und die Qualität der Pflege stimmt. Werden die Werte eines Hauses hingegen regelmäßig verletzt, entsteht ein unstimmiges Bild der Einrichtung und ein Vertrauensdefizit.

1.1   Leitsätze für den Alltag in Pflegeeinrichtungen

Aus den Leitlinien oder der Trägerphilosophie eines Hauses ergeben sich konkrete Leitsätze für den alltäglichen Umgang mit Bewohnern und Patienten. Für Träger von Pflegeeinrichtungen stellt sich immer die Frage: Wie können die individuellen Bedürfnisse und Gewohnheiten der Pflege und Hilfe angewiesenen Menschen bei der Arbeit berücksichtigt werden? Ziel ist, dass die Bewohner von Pflegeeinrichtungen dort möglichst selbstbestimmt und eigenverantwortlich leben können. So hat der Heimbeirat, der die Interessen der Bewohner wahrnimmt, nach dem Wohn- und Teilhabegesetz (WTG) NRW zum Beispiel in Fragen der Verpflegungsplanung, Freizeitgestaltung und der Hausordnung ein Recht zur Mitbestimmung. Und zu den Informationspflichten des Betreibers zählt, sein Leistungsangebot nach Art, Umfang und Preis allen Interessenten zugänglich zu machen, die Bewohner einmal jährlich über die Gewinn- und Verlustsituation der Einrichtung zu informieren und die Bewohner schriftlich über vorhandene Beratungs- und Beschwerdestellen zu informieren.

Pflegeeinrichtungen sollten sich in ihrem Handeln an folgenden Leisätzen orientieren:

Wertschätzende Haltung. In der Altenpflege orientieren sich Pflege und Betreuung vorrangig an einer wertschätzenden Haltung gegenüber hilfebedürftigen Menschen. Das Menschenbild, das das Verhalten von Führungskräften und Mitarbeitern prägt, sollte bestimmt sein von der Würde und Freiheit des Menschen (Artikel 1 und 2 Grundgesetz).Daher versteht es sich von selbst, dass die mit der Pflege verbundenen Beeinträchtigungen nicht zu einem umfassenden Einsatz von Bettgittern und einem hohen Anteil an Psychopharmaka führen dürfen. Das würde der Selbstbestimmung und Eigenverantwortung der Bewohner entgegenstehen. Eine wertschätzende Haltung lässt sich nur bedingt lernen, deswegen hat nicht nur die fachliche, sondern auch die persönliche Eignung der Mitarbeiter einen hohen Stellenwert für die Pflegequalität in einer Einrichtung.

Biografie und Lebensgewohnheiten. Ziel der Pflege ist es, dem pflege- und hilfebedürftigen Menschen ein Gefühl von Nähe und Vertrauen zu vermitteln. Damit sie sich wohl fühlen, sollten sich Pflegekräfte intensiv mit der Biografie des Bewohners bzw. Patienten beschäftigen, um dessen Vorlieben und Gewohnheiten bei der pflegerischen Arbeit berücksichtigen zu können. Dazu zählt auch, dass der Mitarbeiter mit einer freundlichen und positiven Grundeinstellung am Lebensweg der Bewohner teilnimmt und bereit ist, sich mit dem Bewohner und seinen Angehörigen auseinander zu setzen. Eine ganzheitlich orientierte und personenbezogene Pflege versucht immer, die individuellen Wünsche und Erwartungen von Pflegebedürftigen umzusetzen und ihre besonderen Fähigkeiten einzubringen. Frauen, die ein Leben lang für ihre Familie gesorgt haben, können ihre Fähigkeiten zum Beispiel bei der Zubereitung des Essens einbringen, beim Decken des Tisches helfen oder der Dekoration der Räumlichkeiten helfen und so ihren Tagesablauf sinnvoller gestalte.

Viele Pflegeeinrichtungen nutzen bei ihrer Betreuung auch die stärkere Bindung der derzeitigen pflegebedürftigen Generation zur Natur. So gehört zum Beispiel ein "Garten der Sinne" heute vielfach zum Betreuungskonzptder an die

Lebensgeschichten der Bewohner anknüpft und Erinnerungen wachruft.

Aktivierende Pflege. Ziel der aktivierenden Pflege ist es, die Selbständigkeit und Unabhängigkeit des Betreuten zu fördern, so dass er unter Berücksichtigung seiner physischen und psychischen Fähigkeiten selbst aktiv werden kann. Hilfe zur Selbsthilfe soll die Zufriedenheit des Betroffenen mit den Leistungen der Einrichtung erhöhen. Das Motto lautet: "So viel Freiheit wie möglich, so viel Hilfe wie nötig!" Eine Dienstplangestaltung, die sich an der psychosozialen Situation des Bewohners orientiert, trägt dazu bei, dass Pflegekräfte aufrichtig Anteil an den Gefühlen und Gedanken des Betroffenen zeigen.

Soziale Teilhabe. Für das seelische und körperliche Wohlbefinden der Betreuten sind auch die soziale Teilhabe und der Kontakt mit anderen Menschen sehr wichtig. Die Pflegebedürftigen sollten entsprechend ihren Fähigkeiten und ihrer Wünsche zum gesellschaftlichen Leben animiert werden. Interne Angebote des Sozialdienstes innerhalb der Einrichtung sowie zum Beispiel der Besuch eines Gottesdienstes oder ein Theaterbesuch tragen hier zur Vernetzung im Gemeinwesen bei.

Sturzprävention. Um die Eigenständigkeit eines Bewohners zu fördern, ist es erforderlich, eine für ihn angemessene Umgebung zu schaffen, in der er sich möglichst frei und sicher bewegen kann. Dazu gehört auch die Vorbeugung von Unfällen. Gerade die Sturzvorbeugung ist von großer Bedeutung, weil Unfälle bei älteren Menschen schwere Verletzungen und dauerhafte Pflegebedürftigkeit zur Folge haben können. Statistischen Erhebungen zufolge führen

Stürze bei etwa 10 bis 20 Prozent der älteren Menschen in Pflegeeinrichtungen zu gebrochen Hüften. Wenn Einrichtungen der Altenpflege nach dem allgemeinen Nationalen Experten Standard "Sturzprophylaxe" in der Pflege arbeiten, können sie sich das von einem unabhängigen Experten bestätigen lassen. Sie erhalten dann den so genannten Landesbutton "Sturzpräventive Einrichtung", der bestätigt, dass die Einrichtung für jeden Bewohner individuell das Sturzrisiko erfasst und vorbeugend Maßnahmen plant. Durch regelmäßiges Kraft-Balance-Training, Beseitigung von Stolperfallen oder durch angemessene Beleuchtung kann die Einrichtung so für eine sichere Bewegung ihrer Bewohner sorgen.

1.2 Pflegemodell nach Krohwinkel

Um pflegebedürftigen Menschen gerecht zu werden und sie in ihrem Alltag angemessen unterstützen zu können, ist es wichtig, sich ihre Bedürfnisse und Fähigkeiten vor Augen zu führen. Neben körperlichen Bedürfnissen spielen auch psychische und soziale Faktoren eine wichtige Rolle sowie existenzielle Erfahrungen, mit denen jeder Mensch konfrontiert wird. Eine umfassende Übersicht bietet die Pflegeforscherin Monika Krohwinkel in ihrem Modell der "Fördernden Prozesspflege", das in den meisten Pflegeeinrichtungen die konzeptionelle Grundlage der Pflege und Betreuung ist. Pflegetheorien vermitteln Wissen, vernetzen Theorie und Praxis und machen so die Arbeit zu einer geplanten, zielorientierten und überprüfbaren Handlung. Die Pflegeforscherin Krohwinkel teilt die Bedürfnisse und Fähigkeiten in 13 Bereiche ein:

Pflegemodell der 13 Aktivitäten und existenziellen Erfahrungen des Lebens (AEDL)

1. kommunizieren

2. sich bewegen

3. vitale Funktionen des Lebens aufrechterhalten

4. sich pflegen

5. essen und trinken

6. ausscheiden

7. sich kleiden

8. ruhen und schlafen

9.   sich beschäftigen

10.   sich als Mann oder Frau fühlen und verhalten

11.   für eine sichere Umgebung sorgen

12.   soziale Bereiche des Lebens sichern

13.   mit existenziellen Erfahrungen des Lebens umgehen:

- die **Existenz gefährdende** Erfahrungen wie Abhängigkeit, Sorge, Angst, Schmerzen, Sterben etc.

- die **Existenz fördernde** Erfahrungen wie Unabhängigkeit, Zuversicht, Sicherheit, Vertrauen etc.

- Erfahrungen, die die Existenz fördern oder gefährden, wie Weltanschauungen, Glauben und Religion, lebensgeschichtliche Erfahrungen etc.

2. Führungsstil und Pflegestandards

Eine Führungskraft hat maßgeblichen Einfluss auf die Zusammenarbeit und die Arbeitsmoral in einer Pflegeeinrichtung. Personen, die eine Leitungsfunktion wahrnehmen, sollten sich dessen bewusst sein. Führungskräfte stehen unter besonderer Beobachtung, weil vieles, was sie tun oder entscheiden, direkte Auswirkung auf ihr Umfeld, die Bewohner und vor allem auf die Mitarbeiterhat. Deswegen sollten ihre Entscheidungen nachvollziehbar sein. Wenn die Arbeitsmoral in einer Einrichtung leidet, wirkt sich das letztlich auch auf die Qualität der Pflege aus. Um ein gutes Vorbild zu sein und eine positive Grundstimmung in einer Einrichtung zu schaffen, sollten Vorgesetzte ihr Verhalten von Zeit zu Zeit reflektieren und darüber nachdenken, ob ihr Handeln angemessen ist und welche Konsequenzen sich aus ihren Entscheidungen für die Umgebung ergeben. Die Unterscheidung in Führungsstile kann dabei helfen, das eigene Handeln zu hinterfragen und die eigene Art zu führen einzuordnen.

2.1 Führungsstil und Organisation

Einen speziellen Führungsstil kann man nur bedingt erlernen, weil er stark von der Persönlichkeit und den eigenen Erfahrungen geprägt ist sowie von der Kultur in einem Unternehmen oder in einer Branche. Die Unterscheidung ist in der Theorie sehr idealtypisch, trotzdem können Führungskräfte häufig ganz gut eingeordnet werden.

2.1.1 Autoritärer versus kooperativen Führungsstil

Je nachdem, in welcher Form der Vorgesetzte seine Mitarbeiter an betrieblichen Entscheidungen beteiligt, unterscheidet man einen autoritären und kooperativen Führungsstil. Die autoritäre Form basiert auf einem hierarchischen Verhältnis zwischen Vorgesetzten und Untergebenen. Der Vorgesetzte hat das Sagen und verteilt die Aufgaben an seine Mitarbeiter. Informationen und Meinungen der Mitarbeiter holt er dafür nicht regelmäßig ein. Die Führungskraft hebt ihre übergeordnete Stellung hervor und verkehrt mit den Mitarbeitern in einer eher distanzierten Form. Beim kooperativen Führungsstil steht die Zusammenarbeit im Vordergrund. Die Führungskraft hat zwar die Verantwortung (**Führungsbefugnis**), delegiert aber Aufgaben und die zugehörige Verantwortung an die Mitarbeiter (**Handlungsbefugnis**). Die Fremdkontrolle durch den Vorgesetzten wird teilweise durch Eigenkontrolle der Mitarbeiter ersetzt. Bekannt geworden ist der kooperative Führungsstil auch unter der Bezeichnung *Management by Delegation.* Bei der kooperativen Führung ist der Mitarbeiter eher Partner als Untergebener, weil der Vorgesetzte ihn an der Planung, Zielsetzung und Kontrolle beteiligt. Gibt es Fehlentwicklungen oder Probleme, werden gemeinsam Gegenmaßnahmen zur Beseitigung erarbeitet.

Vor- und Nachteile

Beide Führungsstile haben Vor- und Nachteile und ihre Berechtigung in bestimmten Situationen oder dem jeweiligen Umfeld. Ein autoritärer Führungsstil ermöglicht eine schnelle Anpassung an ein verändertes Umfeld, weil die Mitarbeiter Anweisungen nicht öffentlich infrage stellen. Das vereinfacht es dem Vorgesetzten, auch unpopuläre Entscheidungen durchzusetzen. Je nach Persönlichkeit der Mitarbeiter kann es zudem eine Erleichterung für sie sein, wenig Verantwortung zu tragen. Ein autoritärer Vorgesetzter kann in einem guten Arbeitsverhältnis als Chef mit "milder, väterlicher Strenge" wahrgenommen werden. Autoritäre Strukturen können allerdings dazu verleiten, dass Vorgesetzte ihre Macht missbrauchen. Je nach Ausprägung kann es bei den Mitarbeitern zu Motivationsverlusten kommen, weil ihre Informationen und ihre Meinung keine Rolle spielen. In der Altenpflege ist aber der Austausch wichtig. Fehlt dieser, dann führt das zu starren Arbeitsabläufen, die für die Pflege ungeeignet sind. Die Mitarbeiter tragen kaum Verantwortung, haben wenig Raum für Eigeninitiative und fühlen sich übergangen. Die Folge ist, dass sie wenig Interesse haben, an der Lösung von Problemen mitzuwirken. Fehlentwicklungen bleiben lange unentdeckt, weil die Meinung der Mitarbeiter wenig zählt und sie Informationen und Probleme nicht kommunizieren.

Gerade in der Altenpflege sind Vorgesetzte aber auf die Initiative und die Fachkenntnisse ihrer Mitarbeiter angewiesen, damit die Pflegequalität stimmt. Deswegen ist der kooperative Führungsstil, bei dem den Mitarbeitern ein gewisser Entscheidungsspielraum übertragen wird, häufig die bessere Alternative. Diese Form der Zusammenarbeit verlangt aber vom Vorgesetzten ein relativ hohes Maß an Führungskompetenz. So deutlich die Vorzüge des kooperativen Führungsstils auch sind, so schwierig ist es oft, ihn im Alltag umzusetzen. Vorgesetzte müssen über die notwendige Sozialkompetenz verfügen und gewillt sein, Macht und Einfluss mit anderen zu teilen. Es besteht die Gefahr, dass es zu keinen klaren Entscheidungen kommt oder zu langwierigen Prozessen der Entscheidungsfindung. In dem Bemühen, allen Informationen und Meinungen gerecht zu werden, kann es für den Vorgesetzten schwierig werden, eine klare Linie vorzugeben und durchzusetzen. Auch die notwendige Disziplin der Mitarbeiter kann darunter leiden.

2.1.2   Führen bedeutet Delegieren

Je größer eine Einrichtung, desto weniger können Führungskräfte die einzelnen Pflegeprozesse selber steuern. Sie müssen Aufgaben an untergeordnete Mitarbeiter übertragen. Ziel ist es, die einzelnen Leistungen der Mitarbeiter zu einer reibungslosen Betriebsorganisation zusammenzuführen. Dabei werden, soweit möglich, nicht einzelne Tätigkeiten delegiert, sondern zusammenhängende Aufgabenbereiche an Mitarbeiter übertragen. Diese Art der Delegation gibt dem Mitarbeiter die Möglichkeit, sich zu entfalten und dessen Eigenständigkeit und Handlungskompetenz zu stärken. Vorgesetzte werden von Detailfragen und Routineaufgaben entlastet. Sie können sich so auf die wichtigen Fragen der Planung, Steuerung und Überwachung des Leistungsprozesses konzentrieren. Unnötige Kommunikation durch Unsicherheiten kann dadurch vermieden werden. Durch eine sinnvolle Einteilung und Übertragung von Aufgaben wird das Handeln der Mitarbeiter auf das übergeordnete Ziel ausgerichtet, was auch dazu führt, dass die Pflegeprozesse vorhersehbar und planbar werden. Anhand von Dienstplänen kann beispielsweise der Medizinische Dienst der Krankenkasse überprüfen, ob eine kontinuierliche Versorgung der Bewohner und Patienten erkennbar ist.

Die Übertragung von Aufgaben kann natürlich nur auf der Grundlage entsprechender Fähigkeiten der Mitarbeiter erfolgen. Diese müssen für ihren Bereich die damit verbundene Verantwortung für die Kontinuität der pflegerischen Versorgung übernehmen können. Geben Sie ihrem Team genügend Raum, miteinander Ergebnisse zu erarbeiten und mischen Sie sich als Chef nicht zu sehr in die

Ergebnisfindung ein. In detaillierten Stellenbeschreibungen sollten Aufgaben und Verantwortung der einzelnen Mitarbeiter festgelegte sein. Dadurch können Delegationsprobleme und Meinungsverschiedenheiten von vornherein vermieden werden. Wenn sich Aufgaben und Verantwortung decken, fördert das die Eigeninitiative. Das führt erfahrungsgemäß zu einer positiven Einstellung gegenüber den organisatorischen Zielen der Einrichtung, einem höheren Verantwortungsbewusstsein und einer Leistungssteigerung der Mitarbeiter. Hinzu kommt ein weiterer Aspekt: Die Mitarbeiter informieren sich, tauschen Wissen aus und können so voneinander lernen. Sie werden aus gewonnener Überzeugung die ihnen übertragenen Aufgaben erfüllen und sich mit dem Betrieb identifizieren.

2.1.3 Kontrolle der Mitarbeiter

Vor allem beim kooperativen Führungsstil beschränkt sich die Führungskraft auf die Kontrolle der Ergebnisse. Statt ständiger Beobachtung des Arbeitsablaufs wird das Ergebnis, die Qualität der Pflege, überprüft. Die Pflegedienstleitung kontrolliert im Rahmen ihrer Dienstaufsicht nur stichprobenartig die fachlichen Leistungen des Mitarbeiters anhand standardisierter Vorgaben. Dadurch ist eine objektive Kontrolle der Mitarbeiter gewährleistet. Außerdem liefern die Ergebnisse wichtige Erkenntnisse für den richtigen Personaleinsatz.

Pflegevisite. Pflegevisiten durch die verantwortliche Pflegefachkraft sind dazu geeignet, die Ergebnisqualität der Pflege ständig zu überprüfen, zu beurteilen und zu optimieren. Hier geht es darum, ob die angestrebten Ziele, wie zum Beispiel die Verbesserung des Hautzustandes oder eine niedrigere Sturzrate, in der Einrichtung verwirklicht wurden. Die Überprüfung geschieht in der Regelalle sechs Wochen durch den Besuch des Vorgesetzten gemeinsam mit der zuständigen Pflegefachkraft beim Bewohner oder Patienten. So können Schwachstellen und Fehler in der pflegerischen Versorgung erkannt und bei Bedarf entsprechende Maßnahmen ergriffen werden.

Ziel der Visite ist es, im Gespräch mit dem Pflegebedürftigen folgende Fragen zu beantworten:

- Ist der Pflegebedürftige mit der Leistung der Einrichtung zufrieden?

- Wurden die in der Pflegeplanung formulierten Pflegeziele erreicht?

-       Werden ärztliche Anordnungen durchgeführt?

-       Was kann verbessert werden?

Dem Mitarbeiter helfen die Kontrollen, auftretende Probleme zu erkennen und an deren Lösung zu arbeiten. Der Vorgesetzte beschränkt sich auf seine Führungsverantwortung und greift nur dann in die Arbeit des Mitarbeiters ein, wenn Defizite festgestellt werden. Auch durch gegenseitige Kontrolle der Mitarbeiter untereinander können Fehler vermieden werden. Das trägt zudem zu einem kontinuierlichen Wissensaustausch unter den Mitarbeitern bei und fördert das Betriebsklima. Dem Mitarbeiter sollte die Möglichkeit gegeben werden, aus Fehlern zu lernen und die Qualität seiner Arbeit zu verbessern. Gut Leistungen sollten anerkannt und gelobt werden.

2.2   Sozialkompetenz der Führungskraft

Von Führungskräften wird erwartet, dass sie mit einem gesunden Selbstvertrauen und guten kommunikativen Fähigkeiten die eigenen Interessen selbstsicher vertreten können. Schließlich präge sie mit ihren Wertvorstellungen und ihrem Verhalten die Zusammenarbeit in der Einrichtung. Auch die positive Vertretung des Hauses nach außen hat für das Image der Einrichtung im Wettbewerb mit anderen Einrichtungen an Bedeutung gewonnen. Solche Persönlichkeitsmerkmale, die auch unter dem Stichwort Sozialkompetenz zusammengefasst werden, sind unter anderem:

- Selbstvertrauen

- Motivations- und Überzeugungskraft

- Kritikfähigkeit

- Entscheidungsfreude

- Durchsetzungsvermögen

- Lernbereitschaft

Die Sozialkompetenz einer Person einzuschätzen, ist gar nicht so leicht. Fähigkeiten wie persönlichen Ausstrahlung und Überzeugungskraft können kaum objektiv gemessen werden. Man kann sie nur "fühlen". Es geht oft nicht darum, "Was ich mache", sondern vor allem darum, "Wie ich es mache". Oder anders formuliert: Es geht um die Gestaltung des betrieblichen Umfeldes und ob Instrumente der Personalführung - wie beispielsweise Pflegevisiten -wirksam sind. Nachfolgend einige

Schlüsselqualifikationen, die für Führungskräfte in der Pflege besonders wichtig sind.

Teamplayer und Führungskompetenz. Führungskräfte müssen die Fähigkeit und Bereitschaft zur Kooperation im Team haben und mit Konflikten konstruktiv umgehen können. Gerade in der Altenpflege spielen die engen sozialen Beziehungen zwischen Vorgesetzten und Mitarbeitern eine große Rolle. Die Sozialkompetenz der Führungskraft ist wichtig für die Motivation der Mitarbeiter, um deren Leistungen zu erhöhen. Führungskompetenz bedeutet natürliches Auftreten beim wechselseitigen Austausch von Informationen. Das bedeutet authentisch und glaubwürdig zu sein. Mitarbeiter können so auf das, was der Vorgesetzte sagt, vertrauen. Besitzt die Führungskraft gutes Einfühlungsvermögen (Empathie), weiß sie, wie sie Kritik gegenüber Mitarbeitern am besten äußert, weil sie sich in die Lage des anderen hineinversetzen kann.

Beispiel:

Während der Vorgesetzte bei dem einen Mitarbeiter Kritik in harscher Form äußert, wird er bei einem sensibleren Mitarbeiter die Kritik verständnisvoller formulieren. Eine gute Führungskraft setzt sich auch kritisch mit der eigenen Rolle auseinander. Sie weiß ihre Stärken und Schwächen richtig einzuschätzen und zeichnet sich dadurch aus, dass sie auch Kritik annimmt. Mit jeder Information gibt der Vorgesetzte gleichzeitig auch Persönliches über seine Gefühle und Einstellungen preis.

Autorität und Authentizität. Je glaubwürdiger der Vorgesetzte in Dienst- und Personalgesprächen ist, desto eher wird es ihm gelingen, Mitarbeiter zu guten Leistungen zu motivieren und auch unbequeme Anweisungen durchzusetzen. Stimmen Wort und Tat nicht überein, geht Vertrauen verloren. Die Autorität einer Führungskraft wird akzeptiert, wenn diese fair mit ihren Mitarbeitern umgeht und nicht mit zweierlei Maß misst. Sorgen Sie dafür, dass ihre Mitarbeiter sich auf das verlassen können, was Sie sagen und gehen Sie mit gutem Beispiel voran. Aussagen und Handeln müssen übereinstimmen. So handeln viele Führungskräfte inkonsequent, weil sie von der Mitarbeitern Teamarbeit fordern, Entscheidungen aber ohne Rücksprache mit dem Team treffen. Geben Sie Fehler offen zu. Nur dann können Sie über Fehler ihrer Mitarbeiter sprechen.

Selbstvertrauen und Selbstreflexion. Wer andere verstehen will, muss sich aber auch über seine eigenen Grundsätze klar sein. Dazu brauchen Vorgesetzte ein gesundes Selbstvertrauen, um Inhalte und Vorstellungen wirkungsvoll vertreten zu können. Bei der Reflexion des eigenen Verhaltens muss sich die Führungskraft regelmäßig "in einem Spiegel" betrachten und die eigene Rolle sowie Stärken und Schwächen wahrnehmen, das heißt auch, sich Fragen über die Ursachen eigener Schwachpunkte stellen. Viele Coachings für Führungskräfte machen zum Beispiel auf Verhaltensweisen aufmerksam, die man selbst noch nicht wahrgenommen hat. Zur Selbstkritik zählt die Fähigkeit und Einsicht, Handlungen regelmäßig auf ihre Wirksamkeit hin zu kontrollieren. Man stellt fest, was man falsch und was man richtig gemacht hat und kann in die Analyse Chancen und Gefahren mit aufnehmen. In der Reflexion gilt, sich positiv zu stimmen, also die Stärken in den Vordergrund zu bringen. Dazu zählt auch, Fehler einzugestehen und sich zu ändern. Nur so kann die eigene Motivation gelingen.

Vorbild sein. Vorbehalte beeinflussen unser Verhalten. Es sind negativ oder positiv besetzte Ansichten, die die Wahrnehmung leiten, oft ohne dass wir uns dessen bewusst sind. Vorurteile können sogar zu einer selbsterfüllenden Prophezeiung werden. Wenn man beispielsweise bei einem Mitarbeiter aufgrund einer bestimmten Eigenschaft Faulheit vermutet und ihm deswegen, bewusst oder unbewusst, weniger Aufgaben überträgt, dann hat der Mitarbeiter am Ende tatsächlich weniger geleisstet als seine Kollegen. Vorgesetzte sollten daher offen sein für das, was uns voreingenommen macht und gegebenenfalls durch Nachfrage überprüfen, ob die eigenen Vermutungen zutreffen. Ein wichtiger Schritt zum Abbau von Vorurteilen ist, Kontakt aufzunehmen. Eine positive Einstellung zum Gesprächspartner schafft Vertrauen und trägt dazu bei, Vorurteile auszuräumen. Ein vorurteilsfreies Verhalten findet Nachahmer. Denn Führungskräfte sind immer Vorbild für die Mitarbeiter. Erfahrungsgemäß handeln Menschen nicht nur aus individuellen Motiven, sondern sie passen sich dem System "Betrieb" an. Mitarbeiter kopieren das Verhalten Anderer in ihrem betrieblichen Umfeld. Daher hängt das Verhalten der Mitarbeiter stark vom Führungsstil des Vorgesetzten ab, weil das vorgelebte Verhalten der Leistungskräfte übernommen wird. Auf diese Weise entstehen Gewohnheiten und Routinen.

Emotionen und Konflikte wahrnehmen. Es ist kaum möglich, eine Botschaft zu übermitteln, die ausschließlich Sachinformationen enthält und keine Gefühle. Die Inhaltsebene kann auch als rationale (ratio = Vernunft) Ebene und die Beziehungsebene als emotionale Ebene der Kommunikation bezeichnet werden. Emotion ist ein Prozess, der durch Wahrnehmung und Deutung bestimmter

Situationen ausgelöst wird und zu einem bestimmten Erleben und Verhalten führt. Um aus dem Verhalten des Gesprächspartners die richtigen Schlüsse ziehen zu können, hilft gute Beobachtungsgabe.

Laut dem Kommunikationswissenschaftler Friedman Schulz von Thun läuft ein Großteil unserer Kommunikation auf der Gefühls- und Beziehungsebene ab. Emotionen im Berufsleben zu zeigen, Gefühle bei uns und anderen zu akzeptieren, das stärkt die Beziehungsebene. Als Führungskraft wirken Sie auf Ihre Mitarbeiter auch als Mensch, der sich freut, ärgert, motiviert oder frustriert ist. Es geht um "Seelenbindung", nicht in erster Linie um Wissensvermittlung. Man nimmt nach einem Gespräch nicht nur wahr, was gesagt wurde, sondern gleichzeitig, wie man sich dabei gefühlt hat. Dabei muss die Wirkung des eigenen Verhaltens auf Mitarbeiter, Kollegen und Öffentlichkeit beachtet werden. Ist die Beziehung zwischen den Beteiligten gestört, kann sich das auf die Sachebenen übertragen, so dass Orientierung und Engagement im Arbeitsalltag verlorengehen. Daher sollten Probleme auf der persönlichen Seite der Zusammenarbeit möglichst frühzeitig ausgeräumt werden. Die Bereitschaft zur Zusammenarbeit und Kooperation wird dadurch gefördert.

Natürlich hängt der Einfluss des Vorgesetzten auf den Mitarbeiter auch stark von der jeweiligen Situation ab. Zum Beispiel ist es ziemlich aussichtslos, wenn sie unter Zeitdruck geschieht. Um die Beziehung zueinander zu festigen, zählt auch, herabsetzende oder verletzende Bemerkungen zum Gesprächspartner zu vermeiden. Je partnerschaftlicher der Dialog verläuft, desto ehe wird der Vorgesetzte das Vertrauen der Mitarbeiter gewinnen und dadurch positiven Einfluss auf sein Arbeitsverhalten ausüben können.

2.2.1 Qualität der Pflege

Die wichtigste Aufgabe für Führungskräfte in Betreuungseinrichtungen ist, die Qualität der Pflege zu sichern. Dabei sehen sich alle Einrichtungen, aber auch Kranken- und Pflegekassen als Kostenträger mit zwei großen Herausforderungen konfrontiert. Einerseits müssen die Kosten für die Betreuung und Fürsorge überschaubar und im Rahmen bleiben. Andererseits muss definiert werden, was gute Pflege ist. Es müssen Standards entwickelt werden, damit die Qualität der Pflege überprüft werden kann.

2.2.2 Standards in der Pflege

Eine Einrichtung, die gute Pflege anbieten will, muss über ein **internes Qualitätsmanagement** verfügen, das die pflegerische Leistung transparent macht und auf eine stetige Sicherung und Verbesserung der Pflegequalität ausgerichtet ist. Es geht um die Einhaltung von Standards in der Pflege und Betreuung, also um Aktivierungserfolg, Dekubitusprophylaxe zur Vorbeugung eines Druckgeschwürs, Unterstützung bei der Inanspruchnahme rehabilitativer Maßnahmen, Einbeziehung in soziale Netzwerke etc. Anhand von Dienstplänen, Einarbeitungskonzepten, Richtlinien und der Pflegedokumentation muss die Qualität der pflegerischen Versorgung erkennbar sein.

Seit einigen Jahren bemüht sich das Deutsche Netzwerk für Qualitätsentwicklung in der Pflege (DNQP) in Deutschland um die Entwicklung von "Nationalen Expertenstandards". Nach der Definition der WHO versteht man unter einem Pflegestandard ein allgemein zu erreichendes Leistungsniveau, welches durch ein oder mehrere Kriterien beschrieben werden muss und die Hilfsmittel, um die Maßnahmen durchführen zu können.

Beispiel: Umbau einer Dusche

Herr Schulze benötigt aufgrund einer Lähmung im rechten Arm Unterstützung bei der Körperpflege. Die Pflegefachkraft weiß, dass er gerne abends duscht. Sie besprechen mit Herrn Schulze, dass er langfristig lernen soll, sich wieder alleine zu duschen (Fernziel). Das Nahziel ist das körperliche Wohlbefinden von Herrn Schulze, solange er die Unterstützung durch die Pflegefachkraft benötigt. Die Pflegemaßnahme besteht darin, Herrn Schulze bei der Körperpflege zu unterstützen und dafür die nötigen Hilfsmittel zu beschaffen. Außerdem wird ein Beratungsgespräch zum Umbau seiner Duschen geführt. Bisher wurden in der Pflege sieben Expertenstandards entwickelt. Dazu zählen:

Sieben Expertenstandards in der Pflege

1. Dekubitusprophylaxe

2. Entlassungsmangement

3. Schmerzmangement

4. Sturzprophylxe

5. Föerderung der Harnkontinenz

6. Pflege von Menschen mit chronischen Wunde

7. Ernähurngsmanagement zur Sicheurng unn Förderung der oralen Ernährung

Der Medizinische Dienst der Krankenkassen (MDK)*begutachtet einmal im Jahr* die gesetzlichen Vorgaben der Pflegequalität in zugelassenen stationären und ambulanten Einrichtungen. Die Prüfungen erstrecken sich im stationären Bereich auf82 Einzelkriterien in den vier Qualitätsbereichen:

- pflegerische und medizinische Versorgung,

- Umgang mit demenzkranken Bewohner,

- soziale Betreuung und Alltagsgestaltung sowie

- Wohnen, Verpflegung, Hauswirtschaft und Hygiene.

In der ambulanten Pflege prüft der MDK die pflegerische und medizinische Versorgung auf der Grundlage von 49 Kriterien. Darüber hinaus werden die Pflegegebedürftigen dazu befragt, wie zufrieden sie mit den Leistungen der Einrichtung sind. Die Bewertung geht allerdings nicht in die veröffentlichte Pflegenote ein. Die Prüfungsergebnisse werden von den Pflegekassen veröffentlicht und tragen so zu mehr Transparenz bei. Pflegebedürftige, Angehörige und interessierte Personen können sich so schnell einen Überblickzum Beispiel im Internet über die Qualität einer Pflegeeinrichtung in Wohnortnähe verschaffen und Einrichtungen und Dienste vergleichen.

2.2.3   Balance zwischen Pflege und Ökonomie

In Einrichtungen der Altenpflege müssen sich Menschlichkeit und Wirtschaftlichkeit nicht unbedingt widersprechen. Ein Sozialunternehmen ist zwar ohne Wirtschaftlichkeit nicht zu halten, doch ohne Menschlichkeit ist es in ihm nicht auszuhalten. Bei der pflegerischen Arbeit steht die Absicht, Gewinn zu erzielen, zwar nicht im Vordergrund des Wirtschaftens. Dennoch werden Pflegeeinrichtungen auch als Wirtschaftsunternehmen angesehen.

Menschliche Betriebsführung. In einer gut geführten Einrichtung soll sich der Leitsatz vom würdevollen Altern als roter Faden durch die pflegerische Arbeit ziehen. Die Mitarbeiter dürfen ihre Arbeit nicht nur als Job verstehen, sondern müssen den älteren Menschen ein Gefühl der Geborgenheit vermitteln. Das kostet Zeit.

Bei sozialer und gesundheitlicher Betreuung ist aber das Ziel nur schwer zu fassen, weil sich Wohlergehen nicht durch einen Geldbetrag beschreiben lässt. Regelmäßige Pflegevisiten durch Pflegefachkräfte müssen gewährleisten, die Pflegequalität nicht nur aus der Sicht der Pflegefachkräfte, sondern vor allem aus der Sicht der Bewohner und ihrer Angehörigen zu beurteilen. Wirksame Steuerung der betrieblichen Abläufe im Sinne der gesetzlichen Vorgaben des Wohn- und Teilhabegesetztes (WTG) NRW bedeutet, das Maß des Notwendigen nicht zu überschreiten und die Leistung auf einem bestimmten Qualitätsniveau zu erbringen. Sie ist dann als wirksam anzusehen, wenn durch sie das Pflegeziel erreicht wird und die Pflegebedürftigen mit der Leistung der

Einrichtung zufrieden sind. Das Wohn- und Teilhabegesetz formuliert die Interessen und Bedürfnisse von Menschen auf ein selbstbestimmtes und selbständiges Leben in Betreuungseinrichtungen wie folgt:

§ 7 Abs. 1 Nr. 2 - "Eine Betreuungseinrichtung darf nur betrieben werden, wenn der Betreiber und die Einrichtungsleitung durch die Umsetzung von Pflegeplanungen und Förder- und Hilfeplänen eine angemessene Qualität der Betreuung der Bewohner nach dem allgemein anerkannten Stand fachlicher Erkenntnisse sowie die haus- und fachärztliche und gesundheitliche Betreuung sichern".

Wirtschaftliche Betriebsführung. Wichtigste Aufgabe der Heim- und Pflegedienstleitung ist es, alle Abläufe auf der Grundlage des mit den Kostenträgern in Pflegesatzverhandlungen verbindlich vereinbarten **Externen Jahresbudgets** so zu gestalten, dass die geplanten Unternehmensziele verwirklicht werden können.

Externes Budget. Das externe Budget wird zwischen dem Einrichtungsträger (Heim- und Pflegedienstleitung) und den Kostenträgern (Pflegekassen und Sozialhilfeträger) in den Pflegesatzvereinbarungen vereinbart. Ziel ist es, dass die vorher von der Einrichtung kalkulierten (prospektiven) Selbstkoten für geplante Leistungen der kommenden Periode erstattet werden. Nach dem Urteil des Bundessozialgerichtes (BSG) vom 29. Januar 2009 kommt es in Pflegesatzverhandlungen sowohl auf die Marktpreise als auch auf die Gestehungskosten der Einrichtung an. Das bedeutet, die Einrichtung muss die voraussichtlichen Gestehungskosten durch eine plausible Kalkulation darlegen, warum sich die neuen Entgelte gegenüber der vergangenen Periode geändert haben. In einem zweiten Schritt, dem so genannten externen Vergleich, werden dann die Entgelte mit anderen vergleichbaren Einrichtungen verglichen. Liegen die Pflegesätze im unteren Drittel der durch Vergleich ermittelten Pflegesätze, dann sind sie ohne Prüfung leistungsgerecht. Liegen sie oberhalb des unteren Vergleichsdrittels sind die Pflegesätze dann leistungsgerecht, wenn die Einrichtung nachvollziehbare Gründe angeben kann, dass der höhere Aufwand z.B. auf Tarifbindung, Lage und Größe der Einrichtung oder einer höheren Pflegequalität beruht.

Die Höhe der mit den Kostenträgern vereinbarten Pflegesätze spielt auch eine Rolle, wenn der Sozialhilfeträger zur Übernahme der Kosten verpflichtet ist. Dabei stellt das Sozialamt auf einen Kostenvergleich mit anderen, vergleichbaren Einrichtungen ab. Sind danach die Kosten zu hoch, werden sie nicht übernommen und der Pflegebedürftige muss sich ggf. nach einer andren Einrichtung umsehen.

Internes Budget. Das externe Budget stellt auch die Basis für das interne Budget dar. Nach dem so genannten Top-down-Verfahren sollte das Gesamtbudget auf die Kernprozesse der Einrichtung Pflege, Unterkunft und Verpflegung sowie Investitionskosten aufgeteilt werden. Ziel ist es, dass jeder Kostenstellen-Verantwortliche in seinem Bereich die Leistungs- und Kostenentwicklung ständig kontrolliert. Der Vergleich z.B. der **Kostenarten** anhand der Soll-Vorgaben (Budget) mit den Ist-Werten aus der Buchhaltung zeigt, wo es Abweichungen gibt. Der Bereichsleiter kann so nach den Ursachen forschen und entsprechende Maßnahmen zur

Beseitigung der Abweichungen ergreifen. Der Einrichtung ist es dadurch möglich, rechtzeitig auf schleichende Prozesse von Unwirtschaftlichkeit zu reagieren.

Bei allen organisatorischen und notwendigen Sparmaßnahmen darf der Bezug zu ethischen Grundsätzen nicht verloren gehen. Controlling, die Erfüllung von Standards oder Benchmarks (Betriebsvergleiche) sind lediglich Instrumente, um eine gute Pflegequalität zu erzielen und um die Zukunft vorausschauend zu gestalten. Sie dürfen nicht zu Lasten der Pflegequalität gehen und dazu führen, dass z.b. weniger Pflegepersonal als geplant eingesetzt wird oder an Pflegehilfsmitteln (Inkontinenzprodukten, Fallschutzgleit- und Abrollmatten zur Sturzprophylaxe), die zur Durchführung und Erleichterung der Pflege dienen, gespart wird. Entscheidend ist der Versorgungsbedarf der Bewohner und Patienten, damit sie nach dem allgemein anerkannten Stand medizinisch-pflegerischer Erkenntnisse gepflegt, sozial betreut und mit medizinischer Behandlungspflege versorgt werden können.

3.   Kommunikation mit den Mitarbeitern

Kommunikation *ist ein menschliches Grundbedürfnis. Wenn wir miteinander sprechen, tauschen wir Informationen und Emotionen aus. Ein Teil der Kommunikation verläuft bewusst und zielgerichtet, dann nämlich, wenn wir uns explizit vornehmen, jemand Anderem eine Nachricht mitzuteilen. Jeder Mensch sendet aber auch unbewusste Signale aus, wenn er mit Anderen kommuniziert, zum Beispiel wenn er wütend ist und deswegen beim Reden heftig mit den Armen gestikuliert. Diese eher unbewusste Kommunikation findet über die Körpersprache wie Mimik oder Gestik statt und wird manchmal auch* nonverbale Kommunikation *genannt. In Gesprächen spielen immer beide Arten der Kommunikation, die bewusste und unbewusste, eine Rolle.* Weiterhin unterscheidet man zwischen **informellen und formellen Gesprächssituationen.** Zur ersten Kategorie zählen ungeplante Gespräche, die sich aus dem Tagesgeschäft ergeben. Zur zweiten Kategorie zählen unter anderem professionelle Informations-, Kritik-, Beurteilungs- und Fördergespräche. In der Altenpflege ist die Kommunikation mit den Mitarbeitern ein wichtiges Instrument, um Mitarbeiter zu motivieren und sie zielorientiert zu führen.

3.1 Sprache

Die Sprache macht einen großen Teil unserer Kommunikation aus. Unterhaltungen sind im Alltag für uns so selbstverständlich, dass wir uns oft noch gar keine richtigen Gedanken über das Sprechen machen. Wir sind uns zwar meist bewusst, was wir sagen, aber nicht unbedingt, wie wir etwas sagen vor allem wenn es um Mimik und Gestik geht. Um Sprache richtig einzusetzen, sei es in Mitarbeiter- oder Dienstbesprechungen, sollte man sich mit der eigenen Art zu sprechen und der Art, wir Gespräche funktionieren, auseinandersetzen.

3.1.1 Phasen eines Gespräches

Gespräche, vor allem die informellen Gespräche, haben verschiedene Phasen und eine Struktur. Machen Sie sich die Phasen bewusst und sorgen Sie dafür, dass jede Phase und jedes Gespräch zu einem richtigen Abschluss kommt.

Gesprächsvorbereitung. Beide Seiten sollten bereits vor dem Gespräch wissen, warum das Gespräch stattfindet. Sie sollten Klarheit über Anlass und Zielsetzung des Gespräches haben, um sich darauf vorbereiten zu können. Informieren Sie zu Beginn ihren Mitarbeiter darüber, welche Ziele bzw. Ergebnisse Sie mit dem Gespräch erreichen wollen und fragen Sie ihn, welche Vorstellungen er von dem Gespräch hat. Im Idealfall decken sich beide Ziele oder Sie verfolgen nacheinander zwei Ziele. Eine Checkliste hilft, die wesentlichen Punkte der Unterredung im Auge zu behalten.

Kontaktphase. Die beiden Gesprächspartner nehmen Kontakt auf, machen "Small Talk", sprechen über Aktuelles oder Privates. Ziel ist es, dass beide sich auf die Gesprächssituation und den Gesprächspartner einstellen können.

Informationsphase. In dieser Phase tauschen die beiden Gesprächspartner Informationen aus. Dazu gehören Daten und Fakten und auch Sichtweise, Vorstellungen und Zielsetzungen des jeweils Anderen. Spannungen in der Zusammenarbeit haben ihre Ursachen oft in gegensätzlichen Interessen und Vorstellungen.

Bewertungsphase. Die Daten werden von beiden Seiten beurteilt und bewertet. Argumente werden gegeneinander abgewogen und Konsequenzen aufgezeigt. Kontroverse Standpunkte diskutiert und Änderungsmöglichkeiten einbezogen. Widersprüchliche Positionen können so beseitigt werden.

Maßnahmenplanung. Wenn Maßnahmennötig sind, dann einigen sich beide Seiten in dieser Phase darauf. Die Maßnahmen oder Konsequenzen sollten möglichst konkret beschrieben werden und mit einem Termin, bis wann die Maßnahmen umgesetzt werden soll, versehen werden.

Abschluss. Wenn keine Fragen mehr offen sind, dann kann das Gespräch zu einem Abschluss kommen. Idealerweise geben beide Gesprächspartner noch ein kurzes Feedback zu dem Gespräch, etwa durch einen kurzen Satz ("Gut, das wir drüber geredet haben").

Nicht immer verlaufen Gespräche so prototypisch wie hier dargestellt. Wichtig ist aber, dass beide Seiten sich vorher überlegen, was das Gespräch bringen soll. Die eigenen

Erwartungen sollten artikulierte werden, um das Gespräch konstruktiv und zielorientiert führen zu können.

3.1.2 Gesprächskultur

Im Alltag kommt es immer wieder zu Missverständnissen und zu Problemen in den Arbeitsabläufen. Für Führungskräfte stellt sich die Frage: Was läuft falsch und wie kann man es besser machen? In Befragungen von Mitarbeitern zeigt sich oft, dass sie glauben, ihre Arbeit werde nicht wertgeschätzt. Oder sie bemängeln, dass es kein Feedback vom Vorgesetzten gibt oder Aufgaben nicht richtig delegiert werden. Mithilfe einer angemessenen und offenen Gesprächskultur lässt sich ein Teil solcher Probleme lösen.

Positive Grundhaltung. Wichtig für ein gutes Gespräch ist die innere Bereitschaft der Gesprächspartner, sich über die Fragen des Arbeitsalltags offen und fair auseinanderzusetzen und gegenseitig Verständnis füreinander aufzubringen. Vorgesetzte sollten mit Problemen ruhig und gelassen mit unvorhergesehenen Situationen umgehen. Das setzt Selbstvertrauen voraus, das auf einer positiven Grundeinstellung basiert. Dazu gehört aber auch Improvisationstalent, das heißt, spontan zu handeln, Möglichkeiten abzuwägen, schnell Entscheidungen zu treffen. Mitarbeiter müssen sich in das Gespräch einbringen und Stellung beziehen können. Es geht darum, die richtige Form der Ansprache zu finden und Informationen möglichst positiv zu formulieren.

Loben Sie Ihre Mitarbeiter. Mitarbeiter wünschen sich Vorgesetzte, die ihnen wohlwollende Aufmerksamkeit schenken, ihre Persönlichkeit achten und sie ins Tagesgeschehen einbinden. Das kann schon durch ein kleines Lob oder eine zusätzliche Verantwortung erreicht werden. Werden Menschen gelobt, werden sie lebendiger und aktiver.

Lob gibt Energie und sollte negative Kritik überwiegen. Ein sehr gut geeignetes Mittel, um eine vertrauensvolle Atmosphäre im Gespräch aufzubauen, ist auch, von Gemeinsamkeiten zu sprechen, ohne dabei unglaubwürdig zu werden.

Mitarbeiter einbeziehen. Mitarbeiter wollen ihren Teil zu einer guten Pflegequalität beitragen. Das bedeutet: Die Gespräch funktionieren umso besser, je mehr sich Mitarbeiter an der Gestaltung einbringen und Selbstverantwortung für die Arbeit übernehmen können. Zurückhaltende oder gehemmt Mitarbeiter sollten durch Signale, wie beispielsweise eine zugewandte Körperhaltung, ein aufmunterndes Lächeln oder durch Fragen zum Sprechen ermutigt werden. Der Vorgesetzte sollte an die Fähigkeiten des Mitarbeiters glauben, dem Mitarbeiter helfen, sich seiner Stärken bewusst zu werden, damit diese optimal zu Geltung kommen. Auch mit schwierigen Mitarbeitern, etwa wenn diese misstrauisch oder verschlossen sind, sollte der Vorgesetzte ruhig mit ihnen umgehen und Zugeständnisse machen können.

Konflikte moderieren. Vorgesetzte bieten individuelle Hilfen an und sollten mehr als **Coach** oder **Mentor** im Arbeitsalltag agieren. Oft geht es auch darum, unterschiedliche Interessen oder Konflikte unter den Mitarbeitern auszutarieren. Der Vorgesetzte kann die Rolle des Vermittlers oder Moderators übernehmen und für einen Ausgleich zwischen widerstreitenden Mitarbeitern sorgen. Je nach Situation wir er auch persönlicher werden, um Verständnis für seine Handlungsweise oder Situation zu erzeugen. Wichtig ist die neutrale Haltung gegenüber dem Konflikt und dass herabsetzende oder verletzende Bemerkungen in der Situation von allen Seiten unter allen Umständen vermieden werden. Die beteiligten Mitarbeiter können zum Beispiel schriftlich vereinbaren, welches störendeVerhalten jeder in der Zukunft unterlässt. Das kann die Zusammenarbeit auf Dauer gefördert werden (siehe Feedback).

Nehmen Sie spürbar Anteil. Eines der wichtigsten Werkzeuge für eine gelungene Kommunikation ist das aktive Zuhören. Die meisten Menschen sind erst dann zu beeinflussen, wenn man ihnen aufmerksam zuhört, wenn sie verstanden werden und sich verstanden fühlen. In der Sache, aber auch als Mensch. Wenden Sie sich dem Partner, der Partnerin zu und halten Sie Blickkontakt. Einen aktiven Zuhörer erkennt der Redende beispielsweise auch an neutralen Aufmerksamkeitsreaktionen wie zum Beispiel: "Aha", "So","Oh" So signalisieren sie die Aufnahme des Gesagten. Geben Sie positive Rückmeldungen, z.B. "Das freut mich sehr, dass du das so klar und offen gesagt hast". Wer dann noch als aktiver Zuhörer die Wiederhol-Methode anwendet, kann Missverständnisse in der Regel ausschließen. "Habe ich Sie richtig verstanden, dass ..." Der Gesprächspartner weiß sich so ernst genommen.

Noch einen Schritt weiter sind aktive Zuhörer, die die Vertiefungs-Methode anwenden. Indem sie den Inhalt oder das Gesagte nochmals aufgreifen. Beispiele: "Was meinen Sie mit ...?" lassenkeine eigene Meinung erkennen, sondern fordern Sie zum Erklären auf. So erfährt man, worauf es dem Gesprächspartner wirklich ankommt. Dazu gehört auch, was der Vorgesetzte über sich, seine Haltung und Einstellung kundtut.

Notieren Sie wichtige Aussagen. Greifen Sie zu Papier und Bleistift bei wichtigen Aussagen. "Das ist ein interessanter Hinweis!" oder "Wie ist das im Einzelnen gewesen?". Das wertet Ihren Gesprächspartner auf. Durch das schriftliche Festhalten der Aussage unterstreichen Sie deren Wichtigkeit und signalisieren damit auch Ihre Anerkennung gegenüber dem Mitarbeiter. Bleiben Sie dabei aber authentisch und notieren Sie nur das, was Sie wirklich für wichtig erachten.

Fragen Sie nach! Fragen zu stellen ist eine der wichtigsten Methoden, um herauszufinden, welche Bedürfnisse oder Probleme der Mitarbeiter hat. Vieles, was man sagt, kann man auch fragen und so den Gesprächspartner auffordern, sich mit seiner Meinung und Sichtweise ins Gespräch einzubringen. Wer fragt, der aktiviert. Man unterscheidet zwischen offenen und geschlossenen Fragen. Eine geschlossene Frage kann mit "ja" oder "nein" beantwortet werden. Beispiel: "Haben Sie heute Morgen Frühdienst gehabt?" Eine offene Frage kann hingegen eine Vielzahl von Antworten nach sich ziehen und animiert den Befragten zum Nachdenken und zum Sprechen. Beispiel: "Wie schätzen Sie Ihre Fachkenntnisse in der Pflegeplanung ein?" Durch gezielte Fragen ist es auch möglich, die andere Person selbst Argumente für die eigene Entscheidung finden zu lassen und Vorschläge für eine Lösung zu unterbreiten. Denn Schlüsse, die man selbst zieht, sind überzeugender. Im Gespräch ist es auch wichtig zu hinterfragen. Das bedeutet: etwas noch einmal von einer anderen Seite zu betrachten.

Auch dann, wenn man auf eine Frage schon eine Antwort gefunden, sich bereits eine feste Meinung gebildet hat und denkt, dass diese richtig ist. Wer fragt, der lernt, dass man auch in der Gruppe viele Antworten auf wichtige Fragen des Arbeitsalltags finden kann. Und dass es oft mehr als nur eine richtige Lösung gibt.

3.1.3 (Körper-) Sprache

Ein gutes sprachliches Ausdrucksvermögen gilt als Schlüssel für professionelle Führungsarbeit in der Altenpflege. Wer überzeugen will, braucht sprachliche Kompetenz, um Inhalte und Ergebnisse verständlich darstellen und auf den Punkt bringen zu können. Was nützt als das Wissen und Können, wenn es nicht richtig rübergebracht wird?

Eindeutige Anweisungen geben. Für Mitarbeiter ist es wichtig, dass Arbeitsanweisungen und Informationen deutlich und eindeutig formuliert werden. Sonst kann es zu Missverständnissen und zu Konflikten kommen. Angemessenes Fachvokabular, das jeder im Team kennen sollte, erleichtert es, über einen Sachverhalt zu sprechen.

Souveränität des Sprechers. Sprache gibt auch Auskunft über Sicherheit und Unsicherheit des Sprechers. Wer nicht klar und bestimmt spricht und das Gesagte ständig zurücknimmt, kann nicht erwarten, von anderen akzeptiert zu werden. Verstecken Sie sich nicht hinter anderen mit "man" oder "wir-"- Formulierungen. Geben Sie Mitteilungen in der Ich-Form, sogenannten Ich-Botschaften von sich. Zeigen Sie sich als Person und übernehmen Sie die Verantwortung für das Gesagte.

Undeutliche Botschaften in Wir-Form wie "Das sollten wir vielleicht so und so machen" sollten Sie vermeiden und stattdessen klare, freundliche Ich-Botschaften formulieren "Ich möchte, dass Sie das folgendermaßen machen".

Kritik richtig formulieren. Mit der richtigen Wortwahl kann der Vorgesetzte auch Meinung und Kritik zum Beispiel im Beurteilungs- und Fördergespräch wirksam zum Ausdruck bringen. Sie sollten versuchen, Sätze, die mit "Sie haben aber..." beginnen, zu vermeiden, weil sich der andere dadurch in die Enge getrieben fühlt. Ich-Aussagen, wie "Ich meine" und "Ich denke" mildern Kritik ab und lassen dem Gesprächspartner Raum, die Meinung des Anderen zu überdenken.

Sprache und Körpersprache müssen stimmig sein. Auch die Körpersprache sagt etwas über die Beziehung der Gesprächspartner zueinander aus. Worte richten sich mehr an den Verstand, während sich die emotionale Verfassung eher über die Körperhaltung, Gestik, Mimik, Sprechtempo, Betonung und Stimmlage ausdrückt. Es sind Erscheinungsformen des Körpers, die man direkt beobachten kann und die die Kommunikation beeinflussen. Diese oft unbewussten Anteile der Kommunikation machen in starkem Maße unsere Wirkung auf andere Menschen aus. Menschen, die verbal etwas anders ausdrücken als das, was ihre Körpersprache sagt, empfinden wir als wenig glaubhaft. Sorgen Sie in der Gesprächsführung eher für Kongruenz zwischen rationalen und emotionalen Signalen. Dabei wird die eigene Wahrnehmung von persönlichen Vorstellungen und Bedürfnissen beeinflusst, was zu Fehlinterpretationen führen kann. Um sich ein richtiges Bild vom Gegenüber machen zu können, hilft eine gute Beobachtungsgabe, um aus dem Verhalten des Gesprächspartners die richtigen Schlüsse ziehen zu können.

Körperhaltung und Blickkontakt. Nehmen Sie eine offene Körperhaltung ein und zeigen Sie durch Blickkontakt ihre Konzentration auf das Gespräch. Das Blickverhalten eines Menschen beobachten wir automatisch. Durch direkten Blickkontakt lässt sich auch ohne Worte Vieles sagen. Der Blick kann freudig, unsicher oder selbstsicher und überlegen sein.

Gestik und Mimik. Jeder Mensch hat eine natürliche Neigung dazu, mit den Händen die Dinge darzustellen und mit passender Mimik zu verstärken. Über unsere Mimik können wir Gefühlsregungen wie Freude, Zorn, Interesse, Enttäuschung, Gleichgültigkeit, Angst, Neugier usw. zeigen. Die ausgestreckte Hand wird als eiladende Geste verstanden. Gestik kann bewusst eingesetzt werden, aber auch unbewusst. Beispiele: Trommeln mit den Findern (nervös), verschränkte Arme vor der Brust (Angst, Abwehr).

Stimme und Ton. Die Stimme bietet vielfältige Variationsmöglichkeiten. Der Sprechrhythmus lässt sich in laut oder leise verändern. Durch heben oder senken der Stimme (Intonation) können wir Gefühle ausdrücken oder gezielt versuchen, die Aufmerksamkeit des Gesprächspartners zu wecken. Und ein wertschätzender Ton ist für ein erfolgreiches Gespräch Voraussetzung. Er kann freundlich oder scharf sein. Reagiert ein Gruppenkollege aggressiv, weil er zu Hause Stress hat, sollte man ihm sachlich sagen, dass einem der Ton nicht gefällt.

3.2   Motivation der Mitarbeiter im Pflegealltag

Motivierte Mitarbeiter sind vielleicht der wichtigste Faktor für die Qualität der Pflege in einer Betreuungseinrichtung. Denn die beste Organisation des Arbeitsalltags nützt nichts, wenn die Mitarbeiter Anweisungen nur halbherzig umsetzen. Mitarbeiter, die innerlich gekündigt haben, sind für jedes Team eine Belastung, weil die Kollegen die Minderleistung durch Mehrarbeit ausgleichen müssen. Deswegen sollten Führungskräfte sich damit auseinandersetzen, wie man Mitarbeiter motiviert und Instrumente wie **Feedback, Kritik und Lob** bewusst und zielgerichtet einsetzen kann. Vorgesetzte müssen sich immer wieder die Frage stellen: "Stehe ich hinter dem, was ich tue, und wie kann ich die Mitarbeiter von der gemeinsamen Aufgaben überzeugen?" Es müssen Bedingungen geschaffen werden, bei denen die Arbeit den Mitarbeitern Spaß macht und sie sich entfalten können. Zahlreiche Untersuchungen zur Leistungsmotivation am Arbeitsplatz belegen, dass Mitarbeiter nicht ausschließlich nach Geld streben, sondern dass persönliche Wertschätzung sowie eine interessante und sinngebende Aufgabe die wichtigsten Motivationsfaktoren sind. Wichtig ist vor allem nicht nur das Was und das Wie einer Aufgabe, sondern auch der Sinn, also das Warum. Mitarbeiter müssen das Gefühl haben, dass sie mit Ihrer Arbeit Teil des Ganzen sind.

Auch das Wir-Gefühl sollte dabei nicht vergessen werden, damit Mitarbeiter sich möglichst aus eigener Einsicht für die Belange der Einrichtung einsetzen.

3.2.1 Bedürfnis nach Anerkennung und Kontakten

Wer andere motivieren will, muss etwas über die menschlichen Bedürfnisse wissen. Nach der Theorie des amerikanischen Psychologen Abraham H. Maslow(1908 - 1970) ist der Mensch durch den Mangel motiviert. Maslow teilt die menschlichen Bedürfnisse in Stufen ein und stellt sie in Form einer Pyramide dar (siehe Graphik S. 48). Die Ausgangsbasis dieser Hierarchie sind die ersten beiden Stufen, die wir zum physischen Überleben brauchen. Dazu zählen Elementarbedürfnisse wie Hunger, Durst oder Atmen. Nach der Theorie von Maslow müssen diese grundlegenden Bedürfnisse befriedigt sein. Sie verschwinden dann aus dem Bewusstsein und die nächst höheren treten in den Vordergrund. Die Stufen drei und vier brauchen wir zum psychischen Überleben. Jeder Mensch hat von Kindheit an ein Bedürfnis nach Zuwendung und Aufmerksamkeit.

Überträgt man die Stufen drei und vier der Bedürfnispyramide auf die Motivation der Mitarbeiter in der täglichen Arbeit, so haben Anerkennung und sozialer Kontakt entscheidenden Einfluss auf das Verhalten der Mitarbeiter (siehe S. 55). Und über diesen thronen schließlich die fünfte und sechste Stufe, das sind die Bedürfnisse nach Selbstverwirklichung und Sinnfindung im Leben. Das führt zum Beispiel bei älteren Menschen zu der Frage, ob das Leben insgesamt als unbefriedigend oder als erfüllt erlebt wurde.

Bedürfnispyramide nach A. Maslow

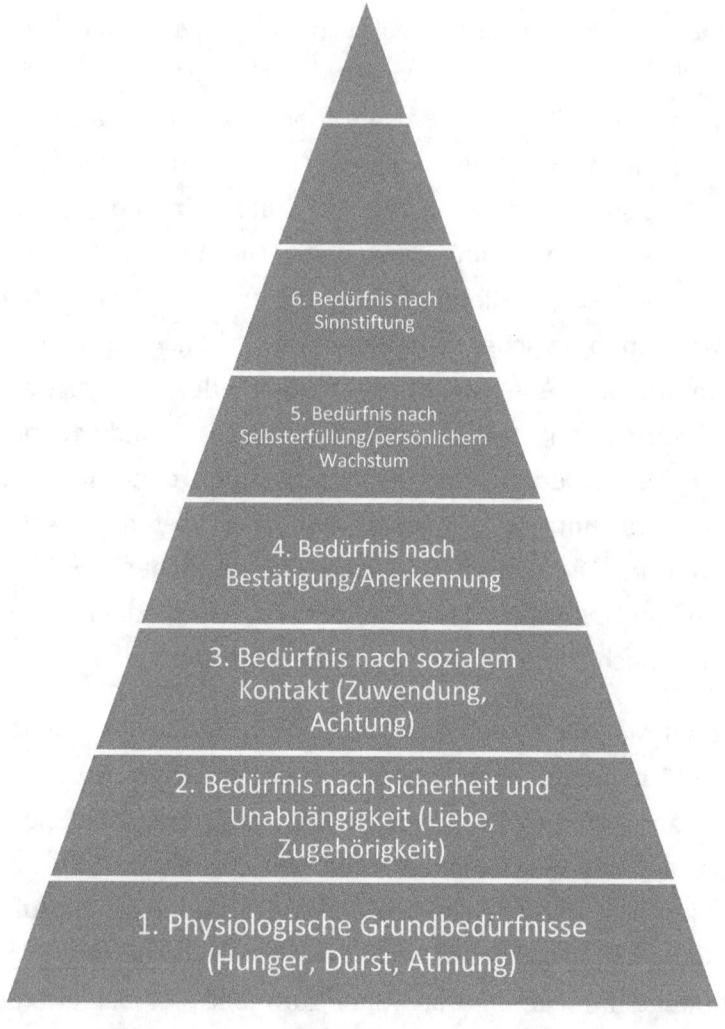

Die Ebenen 1- 3 zählen zu den **Defizitbedürfnissen,** die Ebenen 4 - 6 zu den **Wachstumsbedürfnissen** wie Wissen und Verstehen.

Motivation durch Anerkennung. Mitarbeiter sind in der Regel dann motiviert, wenn sie die Sinnhaftigkeit ihrer Arbeit erkennen können. Dazu zählt, bestimmte Tätigkeiten zu einem positiven Ergebnis zu bringen und dass ihre Leistungen durch den Vorgesetzten anerkannt werden· Führungskräfte sollten den Mitarbeiter nicht nur als Leistungsträger akzeptieren, sondern seine Gewohnheiten, Begabungen und Einstellungen auch im Arbeitsalltag angemessen berücksichtigen. Motiviert ist vor allem der Mitarbeiter, der seine Aufgaben und Kompetenzen kennt und der seine Fähigkeiten einbringen kann. Auch das jährliche Mitarbeitergespräch sowie vereinbarte Ziele im Förder- und Entwicklungsgespräch tragen dazu bei, die Fähigkeiten des Mitarbeiters zu erkennen und zu verbessern.

Bedürfnis nach sozialem Kontakt. Eine gute Arbeitsatmosphäre fördert soziale Kontakte innerhalb der Belegschaft. Der einzelne Mitarbeiter fühlt sich dadurch in seiner Umgebung wohl. Das steigert und stärkt auch das Wir-Gefühl in der Gruppe. Die Freude an der Arbeit und am stetigen Lernen wird gefördert, was sich auch positiv auf das Leistungsverhalten der Mitarbeiter auswirkt und letztlich die Qualität der Pflege positiv beeinflusst. Es hat sich zudem gezeigt, dass sich durch ein gutes Betriebsklima Fehlzeiten der Mitarbeiter verringern und die Fluktuation abnimmt, weil die Mitarbeiter länger in einer Einrichtung bleiben wollen, wenn ihnen dort die Arbeit Spaß macht. Vorgesetzte müssen daher für die richtigen Rahmenbedingungen sorgen, damit sich die Mitarbeiter wohl fühlen. Der Aufbau eines überzeugenden Beziehungsmanagements kann zu einem besseren Leistungsumfeld beitragen.

3.2.2 Motivationsprobleme durch Über- oder Unterforderung

Unterforderung wie Überforderung des Mitarbeiters kann zu Motivationsverlusten führen. Deswegen ist es wichtig, dass jeder Mitarbeiter seinen Fähigkeiten entsprechend eingesetzt wird. Das klingt allerdings leichter als es in der Realität ist. Durch Gespräche kann die Führungskraft herausfinden, welche Tätigkeiten der Mitarbeiter gerne übernimmt und welche er lieber meidet. Ihm muss auch deutlich gemacht werden, was genau von ihm erwartet wird. Zwar müssen alle Aufgaben erledigt werden, aber nicht jede Aufgabe muss *perfekt* erledigt werden. Manche Mitarbeiter haben einen zu großen Anspruch an sich selbst und werden ihren eigenen Erwartungen nicht gerecht, so dass sie sich zwangsläufig überfordert fühlen. Andererseits kann es zur Unterforderung führen, wenn der Mitarbeiter jahrelang denselben Bereich verantwortet oder jeden Tag dieselben Aufgaben erledigt. Von Zeit zu Zeit sollte es für den Mitarbeiter neue Herausforderungen geben, in der er dazu lernen und sich weiter entwickeln kann.

3.2.3 Motivieren durch Kritik

Jeder Mitarbeiter möchte, dass seine Arbeit beachtet wird. Führungskräfte signalisieren ihren Mitarbeitern durch positive und auch durch negative Kritik, dass sie sich Zeit für sie nehmen, ihre Arbeit anerkennen und den Mitarbeitern Raum geben, etwas besser zu machen. Sachliche Kritik, die bewusst und zielorientiert vorgebracht wird, kann den Mitarbeiter stark motivieren. Lob und Kritik können in einem formalen Gespräch vorgebracht werden, dann ist die Kritik oft eher grundsätzlicher Natur. Im Pflegealltag kommt es darüber hinaus häufig vor, dass ein Mitarbeiter spontan Rückmeldung bekommt, was er gut gemacht hat oder was noch zu verbessern ist. Das bestärkt ihn entweder in seinem Verhalten oder veranlasst ihn dazu, gleich etwas zu ändern. Auch durch entsprechende Körpersprache kann Kritik formuliert werden, beispielsweise durch zustimmendes Kopfnicken oder abweisendes Verschränken der Arme vor der Brust – wobei auch nicht jede Geste überbewertet werden sollte.

Konstruktiv kritisieren. Das Verhalten oder die Arbeit von Mitarbeitern zu kritisieren, ist keine Kunst. Konstruktiv kritisiert derjenige, der einen praktischen Vorschlag macht, wie man etwas besser machen kann. Wichtig dabei ist, einen sachlichen und freundschaftlichen Ton anzuschlagen, weil man sonst schnell als Besserwisser abgestempelt wird, von dem niemand gern einen Rat annimmt.

Kritik angemessen formulieren. Die Kritik kann noch so sachlich, konstruktiv und "soft" sein. Damit der Mitarbeiter sein Verhalten ändert, muss er die Kritik annehmen. Das wird erschwert, wenn sein Selbstwertgefühl verletzt wird. Es kann dann zu einer innerlichen Blockade- und Abwehrhaltung kommen. Es kommt als darauf an, Kritik geschickt zu formulieren und den Anderen trotzdem dazu zu bringen, sein Verhalten zu ändern. Dafür reicht es nicht aus, Andeutungen zu machen und es ist auch nicht angemessen, den Mitarbeiter vor anderen bloß zu stellen. Wer Andere durch unbedachte Worte verletzt, kann das selten wieder gut machen. Oft hilft es im Gespräch, erst einen anderen Aspekt oder allgemein die Arbeit des Mitarbeiters zu loben, um anschließend die negative Kritik vorzubringen. Es hat sich gezeigt, dass man so Kritik besser annehmen kann. Außerdem sollte die Kritik verhältnismäßig sein. Sie sollte so formuliert sein, dass man sie selbst annehmen würde. Auf der anderen Seite dürfen Führungskräfte aber auch nicht vor Kritik zurückschrecken, aus Angst, sich unbeliebt zu machen. Es hängt auch vom beiderseitigen Verhältnis ab, wie Kritik vorgebracht werden sollte.

Kritik ist subjektiv. Was der eine schlecht findet, findet ein anderer angemessen. Die individuelle Wahrnehmung spielt eine wichtige Rolle für die Einschätzung des Verhaltens von Mitarbeitern. Man muss deshalb die eigenen Maßstäbe auch mal hinterfragen. Es ist ein Fehler, von der eigenen Wahrnehmung auf die Anderer zu schließen. Wer sich gut in andere Mitarbeiter hineinversetzen kann (Empathie), hat eher Verständnis für deren Verhalten aufbringen und kann den Konflikt von dieser Position aus angehen. Das sollte allerdings nicht dazu führen, dass die Führungskraft alle Fehltritte durchgehen lässt, aber es hilft nachzuvollziehen, wie es zu diesen Fehltritten kommen konnte.

Grundlegende Probleme klären. Ein Kritikgespräch sollte erst dann geführt werden, wenn alle anderen Maßnahmen der Beratung und Motivation erfolglos verlaufen sind. Kritik knüpft immer an die konkrete Leistung oder das Verhalten des Mitarbeiters an, nicht an seiner Person. Sie darf nicht überzogen, aber auch nicht zu zurückhaltend sein und niemals einen Menschen angreifen. Der Mitarbeiter sollte vorher wissen, worum es in dem Gespräch gehen wird, um sich darauf vorzubereiten und sein eigenen Verhalten überdenken zu können. In der Regel liegt bei einem solchen formalen Gespräch ein konkretes Fehlverhalten des Mitarbeiters vor, etwa störendes Verhalten oder Beschwerden von Kollegen über das Arbeitstempo. Nach Klärung des Sachverhaltes und dem Aufzeigen möglicher Auswirkungen sollte in einem Kritikgespräch immer noch die Möglichkeit für unmittelbare Einsicht und Besserung des Mitarbeiters offen bleiben.

Die Lösung des Problems steht im Mittelpunkt, nicht die Kritik. Das Gespräch sollte nicht mit Vorwürfen begonnen werden. Denn diese provozieren Abwehr. Bauen Sie eine Kontaktbrücke zum Mitarbeiter auf. Betonen Sie die bisherige gute Zusammenarbeit. Auch der Vorgesetzte sollte für berechtigte Kritik aufgeschlossen sein und offen mit Meinungen und Kritiken durch Mitarbeiter umgehen. Wer selbst keine Kritik verträgt, verhält sich nicht souverän. Der Vorgesetzte verhält sich im Gespräch ruhig und gelassen. Wirklich gehört wird nur eine ruhige, bestimmte Stimme. Am besten steht am Anfang eine sachliche Beschreibung, was zu kritisieren ist. Statt das gesamte Verhalten des Mitarbeiters zu kritisieren, werden einzelne Punktedirekt angesprochen und begründet. Beziehen Sie sich auf konkrete Situationen. Vermeiden Sie Verallgemeinerungen wie "immer" oder "nie".

Bleiben Sie beim Thema. Wärmen Sie keine alten Probleme auf. Auf die Folgen des Fehlverhaltes für Bewohner, Mitarbeiter oder auf die Kosten sollte hingewiesen werden.

Ergebnisse festhalten. Dem Mitarbeiter muss die Möglichkeit gegeben werden, sein Verhalten zu verändern. Hilfreich ist es dafür, wenn die beiden Gesprächspartner am Ende des Gespräches schriftlich festhalten, was in Zukunft anders laufen soll.Wird diese Vereinbarung schriftlich fixiert und von beiden Gesprächspartnern unterschrieben, ist die noch verbindlicher. Ein weiteres Gespräch, etwa nach acht Wochen kann vereinbart werden, um Fortschritte zu besprechen und Bilanz zu ziehen: „Hat es etwas verbessert? Falls nicht, warum nicht?" Wichtig für jedes Kritikgespräch ist ein versöhnliches Ende.

Vereinbarung zur Verhaltensveränderung

Ich (Name, Vorname) _____

wünsche mir von meinem Partner (Name)_____

1. Damit sich selbst besser und effizienter handeln kann, sollte mein Partner das folgende Verhalten öfter/ stärker/deutlicher zeigen:

a)_____

b)_____

2. Damit ich selbst besser und effizienter handeln kann, sollte mein Partner das folgende Verhalten weniger/ nicht so häufig/gar nicht mehr zeigen.

a) _____

b) _____

3. Damit ich selbst besser und effizienter handeln kann, sollte mein Partner das folgende Verhalten auf keinen Fall verändern.

a)_____

b)_____

_____

Unterschriften beider Partner

4.   Das Mitarbeiterjahresgespräch

Im jährlichen Mitarbeitergespräch analysieren der Vorgesetzte und der Mitarbeitergemeinsam die Arbeitsergebnisse der abgelaufenen Periode sowie die in der Zukunft zu erfüllenden Aufgaben. Je genauer die Anforderungen an die Qualifikation des Mitarbeiters an seine Aufgaben ausgewiesen sind, umso sachlicher und effektiver kann das Gespräch geführt werden. Der Mitarbeiter erhält durch die Leistungsbewertung Rückmeldung über die Qualität seiner Arbeit, was ihm Orientierung und Sicherheit gibt. Der Vorgesetzte erfährt durch das Beurteilungsgespräch, wo die Stärken und Schwächen des Mitarbeiters liegen - auch im Vergleich zu den Arbeitskollegen.

Wie die erbrachte Leistung mit einer erfolgsabhängigen Prämie verknüpft werden kann, zeigt ein Rechenbeispiel in diesem Kapitel. Das Förder- und Entwicklungsgespräch setzt sich mit der Frage auseinander, welche Maßnahmen geeignet sind, um Schwächen des Mitarbeiters auszugleichen.

4.1   Vorbereitung und Beurteilungsbogen

Beurteilungen sind im Berufsleben ein schwieriges Kapitel, weil subjektive Faktoren, wie persönliche Meinungen oder Absichten des Vorgesetzten, die Bewertung der Leistungsergebnisse beeinflussen können. Daher sollte das jährliche Mitarbeitergespräch möglichst anhand eines standardisierten Beurteilungsbogens geführt werden, der als Gesprächsleitfaden dient und es ermöglicht, die Arbeit des Mitarbeiters objektiv zu beurteilen. Die Beurteilung ist untergliedert in die drei Bereiche: Fachaufgaben, Sozialverhalten und Führung. Die Kriterien in jedem Leistungsbereich beschreiben ausführlich die Anforderungen an die zu erfüllenden Aufgaben. Der Vorgesetzte beurteilt insgesamt zehn Kriterien, indem er die erbrachten Leistungen der abgelaufenen Periode mit den Anforderungen und Zielen der Stelle vergleicht (Soll-Ist-Vergleich).

Meist ist es wesentlich effektiver, mit konkreten Fragen nach den Aufgaben zu fragen, um sie beurteilen zu können. In der Regel wird der Vorgesetzte aus den Antworten des Mitarbeiters einschätzen können, wo seine Stärken und Schwächen liegen und wie die berufliche und persönliche Weiterentwicklung aussehen soll. Beim offenen Austausch im Gespräch helfen dem Vorgesetzten auch die Ergebnisprotokolle über die im Laufe des Jahres geführten Unterredungen. Probleme im Leistungs- und Arbeitsverhalten des Mitarbeiters können angesprochen und gemeinsam gelöst werden.

4.1.1 Fachaufgaben

Dabei geht es darum, inwieweit Fachwissen vorhanden ist und wie das theoretische Wissen in die alltägliche Pflegearbeit umgesetzt wird. Außerdem geht es um die Frage, ob der Mitarbeiter all seinen Verpflichtungen aus der Arbeitsplatzbeschreibung nachkommt und wie er seinen Anteil am Erfolg oder am Misserfolg in seinem Dienstbereich einschätzt. Das Kriterium "Fachaufgaben" lässt sich gut abfragen, indem man es unterteilt in Fachwissen, Arbeitsverhalten und Arbeitsergebnisse.

Beispielfragen zum Fachwissen

- Auf welchem Gebiet fühlen Sie sich als Experte?

- In welchem Bereich wollen Sie Ihr Wissen gerne erweitern?

Wichtig für die Beurteilung der beiden Kriterien ist die Frage, ob es dem Mitarbeiter gelungen ist, pflegerische Arbeit mit theoretischem Fachwissen zu verknüpfen. Der Betroffene könnte hier die sechs Schritte des Pflegeprozesses nach Verena Fiechter und Martha Meier[16]beschreiben und darlegen, wie die geplanten Maßnahmen n der Praxisumgesetzt werden. Hierzu zählen:

1. Informationen sammeln

2. Probleme und Ressourcen erkennen

3. Ziele festlegen

4. Pflegemaßnahmen "bestimmen" oder "planen"

5.   Pflegemaßnahmen durchführen und

6.   Ergebnisse überprüfen.

Beispielfragen zum Arbeitsverhalten

-   Was waren Ihre Hauptaufgaben in der vergangenen Arbeitsperiode?

-   Schildern Sie einen typischen Arbeitstag/ eine typische Arbeitswoche.

-   Was ist Ihnen besonders gut gelungen und was fiel Ihnen besonders schwer?

Der Vorgesetzte erfährt so, wie der Mitarbeiter sich und seine Arbeit organisiert, ob er es versteht, Prioritäten bei der Ausführung der Arbeiten zu setzen und in welchem Maße individuelle Wünsche und Bedürfnisse der Pflegebedürftigen bereits bei der Planung berücksichtigt werden.

Beispielfragen zu Arbeitsergebnissen:

-   Was haben Sie persönlich zum Erfolg Ihres Arbeitsgebietes beigetragen?

Wie zufrieden sind Sie mit den Ergebnissen Ihrer Arbeit?

Der Vorgesetzte erfährt, was gut läuft und was noch verbessert werden kann, ob der Mitarbeiter sich aus eigenem Antrieb engagiert und auftretende Schwierigkeiten und Störungen selbstständigmeistert, wie das Verhältnis zu Kollegen und Vorgesetzten ist.

4.1.2 Sozialverhalten

In diesem Bereich geht es um die Kommunikation mit Mitarbeitern und Pflegebedürftigen oder deren Angehörigen im Haus, um die Teamfähigkeit und Serviceorientierung und die Fähigkeit, Konflikte zu lösen und auszuhalten.

Beispielfragen Team- und Kommunikationsfähigkeit

- Wie verläuft die Kommunikation in Team- bzw. Dienstgesprächen?

- Was kann noch verbessert bzw. ausgebaut werden?

Hier erfährt der Vorgesetzte, ob der Mitarbeiter aktiv mit der Gruppe zusammenarbeitet und Informationen zielgerichtet und verständlich an Kollegen weitergibt. Der Vorgesetzte kann so die kommunikativen und sozialen Fähigkeiten des Mitarbeiters einschätzen und erfährt, wie gut die Zusammenarbeit im Team funktioniert.

Beispielfragen Konfliktfähigkeit

- Wie ist der Umgang mit Bewohnern bzw. Patienten und deren Angehörigen?

- Womit fühlen Sie sich über- oder Unterfordert?

- Gibt es Aufgaben, bei denen Sie sich mehr Selbstständigkeit oder Unterstützung wünschen?

Der Vorgesetzte erfährt, ob der Mitarbeiter Standpunkte sowie Meinungen anderer akzeptiert, Konflikte erkennt und löst. Die Antworten lassen zudem Rückschlüsse darauf zu, inwieweit Wünsche und Erwartungen von Pflegebedürftigen und deren Angehörigen ernst genommen werden. Außerdem erfährt der Vorgesetzte, wie selbstständig und zufrieden der Mitarbeiter seine Aufgaben erfüllt und ob er das eigene Handeln kritisch reflektiert.

4.1.3 Führungskompetenz

Hierbei geht es darum, welche Führungsqualitäten der Mitarbeiter hat. Kann er effektiv auf ein höheres Ziel hinarbeiten (Zielorientierung)?. Ist er in der Lage, Aufgaben an Mitarbeiter zu delegieren (Delegationsfähigkeit) und anschließend angemessen Nachprüfen (Kontrollfähigkeit)? Wie gut kann er sich und seine Mitarbeiter motivieren?

Beispielfragen Zielorientierung und Kontrollfähigkeit

-        Wie planen und organisieren Sie Ihre Arbeit?

Wichtig für die Beurteilung ist hier: Gibt der Vorgesetzte konkrete Arbeitsschritte vor und lässt den Bearbeitungsweg offen? Können die Mitarbeiter auf konkrete Konzepte der Information und Unterweisung zurückgreifen (z.B. Qualitätshandbuch)? Wie erfolgt der Informationsaustausch in Fall- und Dienstbesprechungen?

Hinweis: Heim- und Pflegedienstleiter steuern die Arbeitsabläufe durch Planung, Organisation und Kontrolle. Es gibt eine Anzahl von verbindlichen Regelungen, wie Standards, Verfahrens und Ablaufbeschreibungen, die das Handel und Verhalten der Mitarbeiter so auf die organisatorischen Ziele hin steuert, dass es übersichtlich und vorhersehbar wird. Der Vorgesetzte sollte bei der organisatorischen Gestaltung der Betriebsprozesse die Fähigkeiten und Interessen der Beschäftigten in ausreichendem Maße berücksichtigen.

Beispielfragen Delegationsfähigkeit:

-        Wie erfolgt die Dienstplangestaltung?

-        Wie delegieren Sie Aufgaben und Verantwortung
         an Ihre Mitarbeiter?

Aus den Antworten erfährt der Vorgesetzte, ob die Einsatzplanung zielorientiert und ohne Probleme erfolgt und ob die individuellen Wünsche und Erwartungen der Bewohner bereits bei der Pflegeplanung berücksichtigt werden. Zudem sollte erfragt werden, ob Mitarbeiter an der Festlegung der Pflegeziele beteiligt werden, ob es Konzepte für Pflegevisiten, die Einarbeitung von Mitarbeitern, den termingerechten Einsatz von Personen und Sachmitteln gibt und inwieweit Arbeitsabläufe, Zielverwirklichung und Kostenentwicklung kontinuierlich kontrolliert werden.

Zur Vorbereitung des jährlichen Beurteilungsgespräches händigt der Vorgesetzte dem Mitarbeiter den Bogen mit den Detailfragen zu den Themenbereichen Fachaufgaben, Sozialverhalten und Führung 14 Tage vor dem geplanten Gesprächstermin aus. Der Mitarbeiter kann sich so mit den Inhalten vertraut machen und sich vorbereiten. Das Gespräch sollte unter vier Augen stattfinden und etwa 90 Minuten dauern. Geeignet ist ein neutraler Ort, das eigene Büro ist dafür ungeeignet.

4.2   Arbeitsergebnisse analysieren und bewerten

Die Leistung eines Mitarbeiters kann trotz eines gut vorbereiteten Gespräches naturgemäß nicht vollkommen erfasst werden. Subjektive Faktoren der Gegenwart lassen auch zurückliegende Ereignisse in einem anderen Licht erscheinen. Nur eine dauerhafte und geplante Beobachtung über den ganzen Beurteilungszeitraum gewährleistet eine objektive, faire und verantwortungsbewusste Bewertung der Leistungen des Mitarbeiters.

4.2.1   Umfassende Beurteilung des Mitarbeiters

Um ein möglichst umfassendes und faires Bild von der Arbeit des Mitarbeiters zu bekommen, ist es nötig, auch andere Faktoren in die Beurteilung einfließen zu lassen. Neben dem Mitarbeitergespräch ist der Kontakt zwischen den Gesprächspartnern auch während des Arbeitsalltags gegeben, weil im Laufe des Jahres viele Gespräche über die Arbeit des Mitarbeiters und über zu verbessernde Aspekte geführt wurden. Auch wird sich der Vorgesetzte in regelmäßigen Anständen über die aktuelle Situation und neuesten Entwicklungen im Arbeitsbereich des Mitarbeiters unterrichten lassen. Folgende Unterlagen sollten daher das jährliche Beurteilungsgespräch ergänzen:

-     Protokolle über das Vorjahresgespräch,

-     Niederschriften über die im Laufe des Jahres geführten Gespräche,

-     Protokolle über Ergebnisse externer Prüfungen (MDK, Behörden etc.),

-    Stellenbeschreibung, in der Fachaufgaben und Befugnisse erläutert sind.

Der Fragebogen soll den Dialog zwischen den Gesprächspartnern fördern. Er ist nicht dazu gedacht, ihn nur vollständig und "richtig" auszufüllen. Der Vorgesetzte sollte das Gespräch mit gezielten Fragen zu den wichtigsten Aufgaben beginnen. So zeigt z.B. die Analyse der Pflegedokumentation (siehe 4.1.1), ob sie als Steuerungsinstrument des Pflegeprozesses genutzt wird. Ist sie unvollständig, drohen nicht nur schlechte Noten bei der Qualitätsprüfung durch den MDK und die Heimaufsicht, sondern dass das Heimentgelt möglicherweise durch Kostenträger und Bewohner gemindert werden.

Die Einschätzung der aktuellen Arbeitsergebnisse (Ist-Leistung) erfolgt an den definierten Vorgaben des Arbeitsplatzes (Soll-Vorgaben). Auch die im Laufe des Jahres geführten Unterredungen fließen dabei ein. Durch den Vergleich von Soll und Ist werden Defizite der Arbeit des Mitarbeiters deutlich. Voraussetzung für ein gutes Beurteilungsgespräch ist, dass der Vorgesetzte zunächst auf das Positive, die Stärken und Fähigkeiten des Mitarbeiters eingeht. Erst dann sollte Kritik folgen, wenn Arbeitspflichten nicht eingehalten wurden, die den Beurteilten aber nicht in seiner Persönlichkeit verletzen darf, sondern nur sachbezogen im Hinblick auf seine Arbeit erfolgen sollte. Beide Seiten sollten offen die Arbeitsergebnisse der abgelaufenen Periode analysieren und diskutieren. Jeder stellt aus seiner Sicht dar, was gut lief und wo es Abweichungen von den Soll-Vorgaben und den gewünschten Ergebnissen gibt. Dabei wird gleichermaßen über die Arbeitszufriedenheit wie über die Qualität der

Zusammenarbeit gesprochen. Aus der Beurteilung durch beide Seiten können sich Verbesserungsvorschläge ableiten, die nicht unbedingt voneinander abweiche müssen. Kritische Wertungen sollte der Vorgesetzte anhand von Beispielen erläutern können. Erkennen Sie Stärken des Mitarbeiters an und beraten Sie ihn durch Empfehlungen, wie er Schwächen abbauen kann.

4.2.2 Bewertung der Arbeitsergebnisse nach Schulnoten

Den Abschluss des Gespräches bildet die Bewertung der Leistungsergebnisse nach Punkten und nach Schulnoten (siehe Bewertungsschema). Die Vergabe zunächst nach Punkten ist notwendig, weil die vom Mitarbeiter erreichte Gesamtpunktzahl zeigt, ob eine erfolgsabhängige Prämie gezahlt werden kann oder nicht. Bewertet werden insgesamt zehn Einzelkriterien in den drei Teilbereichen Fachaufgaben, Sozialverhalten und Führung. Der Vorgesetzte kann nach der Bewertungstabelle für jedes Kriterium eine Punktzahl von Null bis Zwölf in den drei Teilbereichen vergeben, die maßgebend für die Schulnote von sehr gut bis mangelhaft ist. Ein "sehr gut" bedeutet, dass der Mitarbeiter zwölf Punkteerreicht hat. Ein "gut" bedeutet zehn Punkte usw. Aus der Summe aller Punkte in einem Teilbereich wird der Mittelwert errechnet, der die Note für diesen Teilbereich bestimmt. In gleicher Weise wird die Gesamtnote ermittelt. Hier wird aus der Summe aller Punkte in allen drei Teilbereichen ebenfalls der Mittelwert berechnet, der schließlich zur Schulnote führt.

Beispiel: Bewertung der Einzelkriterien Fachaufgaben:

Der Vorgesetzte bewertet die drei Einzelkriterien Fachwissen mit 8, das Arbeitsverhalten mit 6 und die Arbeitsergebnisse mit 7 Punkten. Aus der Summe aller Punkte wird der Mittelwert (arithmetisches Mittel) berechnet: 21 : 3 = 7 Punkte, der nach der Bewertungstabelle der Schulnote befriedigend (3 +) entspricht. Bei der Umrechnung in Schulnoten nach der Skalentabelle wird bei einer Stelle von 5 bis 9 nach dem Komma auf den nächsthöheren Punktwert aufgerundet. Entsprechend abgerundet wird bei 1 bis 4 nach dem Komma.

Kriterien:		Punkte	Schulnote
a)	Fachwissen	8	
b)	Arbeitsverhalten	6	
c)	Arbeitsergebnisse	<u>7</u>	3 +
Summe:		21	

Mittelwert: 21 : 3 = 7 Punkte.

Folgende Schulnote wird vergeben: befriedigend (3 +).

Ähnlich sieht die Berechnung für die Gesamtnote aus. In die Gesamtnote fließen die Ergebnisse der Durchschnittswerte aus den drei Teilbereichen Fachaufgaben, Sozialverhalten und gegebenenfalls Führung ein.

Teilbereiche	Punkte	Schulnote
Fachaufgaben	7	
Sozialverhalten	8	
Führung (keine Bewertung)	0	
Gesamte Punktzahl:	15	2 -

Mittelwert: 15 : 2 = 7,5 Punkte (aufgerundet 8)

Folgende Schulnote wird vergeben: gut (-).

Das Schulnotensystem kennt jeder aus seiner eigenen Erfahrung. Es hat gegenüber einer beschreibenden Bewertung der Ergebnisse zwei Vorteile: Mit einer Schulnote kann der Vorgesetzte die Stärken und Schwächen des Mitarbeiters leichter zum Ausdruck bringen, zum anderen können die Leistungen mit anderen Beschäftigten besser verglichen werden. Auch geben Schulnoten Hinweise auf möglich Leistungsdefizite, die beim Mitarbeiter behoben werden müssen. Der Vorgesetzte bewertet die einzelnen Kriterien der drei Teilbereiche allein nach den Tätigkeitsmerkmalen der übertragenen Aufgaben. Dabei stützt er sich auf die in der Stellenbeschreibung festgelegten persönlichen und fachlichen Anforderungen, die vom Mitarbeiter erwartet werden. Gemeinsam werden die erzielten Arbeitsergebnisse (Ist) im Verhältnis zu den Anforderungen an die Stelle (Soll) besprochen. Der Vorgesetzte notiert auf dem Beurteilungsbogen in Stichpunkten die besprochenen

Ergebnisse in jedem der drei Teilbereiche und begründet seine Bewertung. Ein Katalog von Musterbeispielen soll ihm bei der Formulierung helfen. Zum Schluss fasst der Vorgesetzte die wesentlichen Ergebnisse der drei Teilbereiche nochmals zusammen und begründet die Endnote der Beurteilung. Der Beurteilungsbogen wird von der Führungskraft handschriftlich angefertigt und von beiden Teilen unterschrieben. Eine Ausfertigung geht an den nächsthöheren Vorgesetzten zur Kenntnis.

Bewertungsschema für die Beurteilungsbereiche

Note	Punkte	Entsprechung	Bedeutung
1	12		Leistung übertrifft erheblich und
1-	11	sehr gut	nachhaltig die Stellenanforderung hinsichtlich Selbstständigkeit und Wissensumfang.
2 +	10		Leistung entspricht voll der Stellen-anforderung (Ausgangsgröße),
2	9	gut	selbständiges Denken und Handeln
2 -	8		sind zu erkennen.
3 +	7		Leistung entspricht teilweise nicht
3	6	befriedigend	der Stellenanforderung, d.h. im
3 -	5		Wesentlichen richtig.
4 +	4		Leistung entspricht überwiegend
4	3	ausreichend	nicht der Stellenanforderung. Grundkenntnisse sind zu erkennen.
4 -	2		Es treten aber einzelne, gröbere Fehler auf.
5 +	1		Leistung entspricht nicht der Stellen-
5	0	mangelhaft	anforderung.

4.3 Prämienberechnung

Viele Träger gehen dazu über, die Ergebnisse der jährlichen Leistungsbewertung mit einer gehaltsunabhängigen Prämie zu verknüpfen, wenn der Mitarbeiter eine ausreichend gute Beurteilung erzielt hat. Ruht das Arbeitsverhältnis (Elternzeit, Erziehungsurlaub) oder wenn der Mitarbeiter krankheitsbedingt seine Arbeitsleistung nicht erbringen kann, sollte die Zulage anteilig gekürzt werden. Die Auszahlung erfolgt einmal jährlich zusätzlich zur Jahressonderzahlung. Das folgende Musterbeispiel zeigt die einzelnen Schritte, wie die Prämie berechnet werden kann.

Beispiel:

Die Muster-Pflegeeinrichtung verfügt über 100 Planbetten und beschäftigt 60 Mitarbeiter, von denen 12 (1/5) Führungskräfte und 48 (4/5) sonstige Mitarbeiter sind. Das Unternehmen stellt für die Prämienzahlung insgesamt 6 % der durchschnittlichen Monatsentgelte aller Mitarbeiter in Höhe von 250.000 € = 15.000 € zur Verfügung.

Aufteilung der Gesamtprämie:

Führungskräfte: 15.000 € : 5 =   3.000 €

Sonstige Mitarbeiter: 15.000 € : 5 = 3.000 x 4 =   12.000 €.

Die Höhe der zu zahlenden Prämie hängt von der bei der Leistungsbewertung erzielten Punktzahl ab, die der Mitarbeiter im Beurteilungsgespräch erreicht hat. Zugleich entscheidet die Höhe der Punktzahl darüber, ob der Mitarbeiter der Leistungsstufe A oder B zugeteilt wird. Nach der Bewertungssystem (siehe 4.2.2) können für jedes

Kriterium maximal 12 Punkte vergeben werden. Falls das Kriterium nicht angewendet wird, beispielsweise das Kriterium Führungskompetenz, wird es mit 0 bewertet. Führungskräfte können bei 10 Kriterien in drei Teilbereichen der Beurteilung maximal 120 Punkte (10 x 12) und sonstige Mitarbeiter bei 6 Kriterien in zwei Teilbereichen höchstens 72 Punkte (6 x 12) erreichen. Die vom Mitarbeiter erzielte Punktzahl wird prozentual an der gesamten Punktzahl gemessen.

A: Staffelung der Prämie für Führungskräfte (maximal 120 Punkte)

Die Auswertung der Leistungsbeurteilung hat ergeben, dass acht von zwölf Führungskräften die Mindestpunktzahl erreicht haben. Sie verteilen sich auf die Kategorien wie folgt:

Punktzahl des Mitarbeiters	Prämie in %	Anzahl der Mitarbeiter
107 - 120	100	2
93 - 106	66	4
80 - 92	33	2
Summe:		8

B: Staffelung der Prämie für sonstige Mitarbeiter (max. 72 Punkte)

Die Auswertung der Leistungsbeurteilung hat ergeben, dass 32 von 48 Mitarbeitern ohne Führungsverantwortung die Mindestpunkzahl erreicht haben. Sie verteilen sich auf die Kategorien wie folgt:

	Punktzahl der Mitarbeiter	Prämie (%	Anzahl der Mitarbeiter
d)	72 - 65	100 %	8
e)	56 - 64	66 %	16
f)	48 - 55	33 %	8
Summe:			32

Erläuterungen zur Berechnung der Einzelprämie:

Die Höhe der Einzelprämie hängt von der erreichten Punktzahl des jeweiligen Mitarbeiters ab. Im Musterbeispiel gibt es 60 Mitarbeiter, die aufgrund der Leistungsergebnisse prämienberechtigt sind, davon nach der Staffelung A (= 8 Führungskräfte) und nach der Staffelung B (= 32 Mitarbeiter ohne Führung). Folge dessen haben 20 Mitarbeiter, oder ein Drittel der Belegschaft, keinen Anspruch auf eine Prämie. Es stellt sich die Frage, wie die Prämie leistungsgerecht aufgeteilt werden kann. Hilfreich ist eine Berechnung, die sich prozentual an der erreichten Punktzahl des einzelnen Mitarbeiters orientiert. Insgesamt können 15.000 € Prämie verteilt werden. Davon erhalten nach der Staffelung A zwei Mitarbeiter mit der Punktzahl von 107-120 Punkten- in Relation zu den anderen Prämienberechtigten - den

Höchstbetrag. Weiter erhalten in unserem Musterbeispiel vier Mitarbeiter mit einer Punktzahl von 93 - 106 zwei Drittel des Höchstbetrages. Und die restlichen zwei Mitarbeiter mit einer Punktzahl von 80 -92 ein Drittel des Höchstbetrages. Wie sieht in diesem konkreten Beispiel die Staffelung der Prämienauszahlung aus?

Berechnung der Einzelprämie nach der Staffelung A:

Gesucht wird der Höchstbetrag Y, der an zwei Mitarbeiter ausgezahlt wird (= 2y). Vier Mitarbeiter bekommen 2/3 des Höchstbetrages (= 4 x 2/3 y), zwei Mitarbeiter erhalten 1/3 der Prämie (= 2 x 1/3 y).

Es ergibt sich folgende mathematische Gleichung:

$$2\,y + 8/3\,y + 2/3\,y \quad = \quad 3.000\,€;$$
$$2\,y + 2{,}66\,y + 0{,}66\,y \quad = \quad 3.000\,€;$$
$$5{,}32\,y \quad = \quad 3.000\,€;$$
$$Y \quad = \quad 3.000\,€ : 5{,}32 = 563\,€.$$

Verteilung der Prämie auf die Führungskräfte

Mitarbeiter		Höhe der Prämie in €		gesamt in €
2		563	=	1.126
4	(2/3 von 563 €)	375	=	1.500
2	(1/3 von 563 €)	187	=	<u>374</u>
Gesamt:				3.000

Berechnung der Einzelprämie nach der Staffelung B:

Die Berechnung der Einzelprämie nach der Staffelung B erfolgt analog der Berechnung wie der Staffelung A.

Es ergibt sich folgende mathematische Gleichung:

$$8\,y + 16 \times 2/3\,y + 8 \times 1/3\,y \quad = \quad 12.000\,€;$$
$$8\,y + 32/3\,y + 8/3\,y \quad = \quad 12.000\,€;$$
$$8\,y + 10{,}66\,y + 2{,}66\,y \quad = \quad 12.000\,€;$$
$$21{,}32\,y \quad = \quad 12.000\,€;$$
$$Y \quad = \quad 12.000\,€ : 21{,}32 = 563\,€.$$

Mitarbeiter		Höhe der Prämie in €		gesamt in €
8		563	=	4.504
16	(2/3 von 563 €)	375	=	6.000
8	(1/3 von 563 €)	187	=	<u>1.496</u>
Gesamt:				12.000

Variation: Gewichtung der Gesamtprämie Führungskräfte zu Mitarbeitern:

Für die Zahlung der erfolgsabhängigen Prämie stellte die Mustereinrichtung im vorgestellten Musterbeispiel insgesamt 150.000 € zur Verfügung. Bei der Berechnung der Einzelprämien wurden für alle Mitarbeiter einheitliche Kriterien zugrunde gelegt.

Für den Fall, dass die höhere Verantwortung der Führungskräfte bei der Prämienberechnung zusätzlich mit einem Aufschlag von 20 % berücksichtigt werden soll, führt das in unserem Musterbeispiel zu folgendem Ergebnis:

Führungskräfte:

15.000 : 5 (1/5 der Belegschaft) =   3.000 € Prämienanteil
+ 20 % Aufschlag von 3.000 €   =   600 €

Gesamt: =   3.600 €

Sonstige Mitarbeiter:

15.000 - 3.600 €   =   11.400 €

Nach der Aufteilung des Gesamtbetrages kann dann die weitere Berechnung wie nach Staffelung im Musterfall A und B vorgenommen werden.

4.4 Förderung des Mitarbeiters und Maßnahmenkatalog

Das Förder- und Entwicklungsgespräch zielt darauf ab, das Leistungs- und Entwicklungspotenzial des Mitarbeiters zu erhalten und zu verbessern. Dazu vereinbaren Vorgesetzter und Mitarbeiter gemeinsam ein Förderkonzept, das beiden Seiten gerecht wird. Die entscheidenden Erkenntnisse für problemorientierte Lösungen sollten dabei von dem Mitarbeiter kommen. Eine systematische Anleitung durch den Vorgesetzten kann dabei die Umsetzung der geplanten Maßnahmen unterstützen. Der Vorgesetzte sollte das Gespräch mehr als Beratung und nicht als Kontrollinstrument verstehen, denn Förderung und Motivation des Mitarbeiters sind für seinen weiteren Berufsweg wichtig. In der Umsetzungsphase ist der Vorgesetzte der wichtigste Ansprechpartner, der den Mitarbeiter begleitet. Des Weiteren erörtern die Gesprächspartner Fragen der persönlichen Weiterentwicklung des Mitarbeiters.

Phase 1:   Problemanalyse und Zielbeschreibung

Um Details im Förderkonzept festlegen zu können, analysieren die Gesprächspartner im ersten Schritt die im Beurteilungsgespräch festgestellten Arbeitsmängel. In einem offenen Austausch erörtern die Beteiligten die Ursachen der aufgetretenen Probleme und die damit verbundenen Auswirkungen auf die pflegerische Arbeit. Aber auch Stärken des Mitarbeiters und daraus resultierende Chancen für seine berufliche Weiterentwicklung werden angesprochen. Loben Sie, was gelungen ist, und sagen Sie präzise, was man wie besser machen könnte. Bedenken Sie, dass nur konstruktive Kritik wirklich weiterhilft. Ziel ist es, gemeinsam einen Konsens zu finden, der dem Problem gerecht wird und mit dem beide

Seiten leben können. Welche Kompetenz des Mitarbeiters in welchem Maße letztlich gefördert werden soll, hängt auch stark von der einzelnen Situation ab. Um eine möglichst objektive Rückmeldung geben zu können, greift die Pflegdienstleitung auf die aktuelle Situation sowie auf die Erkenntnisse vorangegangener Gespräche zurück und unterstützt den Mitarbeiter bei der Umsetzung notwendiger Fördermaßnahmen. Beide Seiten prüfen, ob grundlegende Änderungen notwendig sind.

<u>Zielbeschreibung:</u>

In der Altenpflege geht es häufig um die Team- und Kommunikationsfähigkeit der Mitarbeiter, die verbessert werden müssen. Diese so genannten "Schlüsselqualifikationen" beruhen vorwiegend auf Erfahrungen und erleichtern den laufenden Betrieb. Es sind *qualitative Leistungsziele,* die erheblich die Qualität der durchzuführenden Versorgungsabläufe, das Arbeiten mit Standards sowie die soziale Betreuung beeinflussen. Für jedes der besprochenen Probleme wird ein exaktes Ziel formuliert, das die angestrebten Leistungsergebnisse beschreibt. Meine Erfahrungen zeigen, dass der größtmögliche Lernerfolg dann erzielt wird, wenn theoretische Kenntnisse gleichzeitig mit praktischer Erfahrung verknüpft werden. Und dazu sind Übungen durch berufliches Handeln ein probates Mittel. Sie haben sich etabliert und sind eine solide Basis, auf der sich jeder weiterentwickeln kann, um so seine Aufgaben im Arbeitsalltag erfüllen und Probleme selbstständig lösen zu können. Deshalb müssen im Förder- und Entwicklungsgespräch vorrangig qualitative Leistungsziele vereinbart werden.

Des Weiteren können Vorgesetzte Wissen vermitteln und so den Transfer zwischen Theorie und Praxis erleichtern. Hilfreich für den Ausgleich von Schwachpunkten des Mitarbeiters sind gezielte Anleitung und Begleitung durch erfahrene Kollegen. Sie eignen sich besser im Vergleich zu Seminaren, die nur wenige Tage dauern. Sicherheit in bestimmten Fertigkeiten gewinnt man nur durch ein problemorientiertes Lernen am Fall und durch regelmäßiges Training, was man in einem Seminar nicht lernen kann.

<u>Beispiel:</u>   <u>Pflegemaßnahmen zielgerichtet planen</u>

Die Beurteilung der Prozessqualität hat ergeben, dass der Mitarbeiter Probleme mit der Ausarbeitung der Pflegeplanung und der Umsetzung pflegerischer Maßnahmen hat. Ein Ausgleich der bestehenden Arbeitsdefizite könnte wie folgt erfolgen: Der Mitarbeiter übernimmt in den nächsten Fall- und Dienstbesprechungen die Verantwortung für die Pflegeplanung in seinem Bereich. Durch den intensiven Austausch mit seinen Teamkollegen kann er seine fachlichen und kommunikativen Fähigkeiten verbessern.

Eine aussagefähige Pflegeplanung, die theoretische Kenntnissemit auch in der Praxis anwendet, hat für die Steuerung des Pflegeprozesses einen hohen Stellenwert. Zu den sechs Stufen des Kreismodells nach Fiechter & Meier zählen für den deutschsprachigen Raum:

Sechs Stufen der Pflegeplanung nach Fiechter/Meier

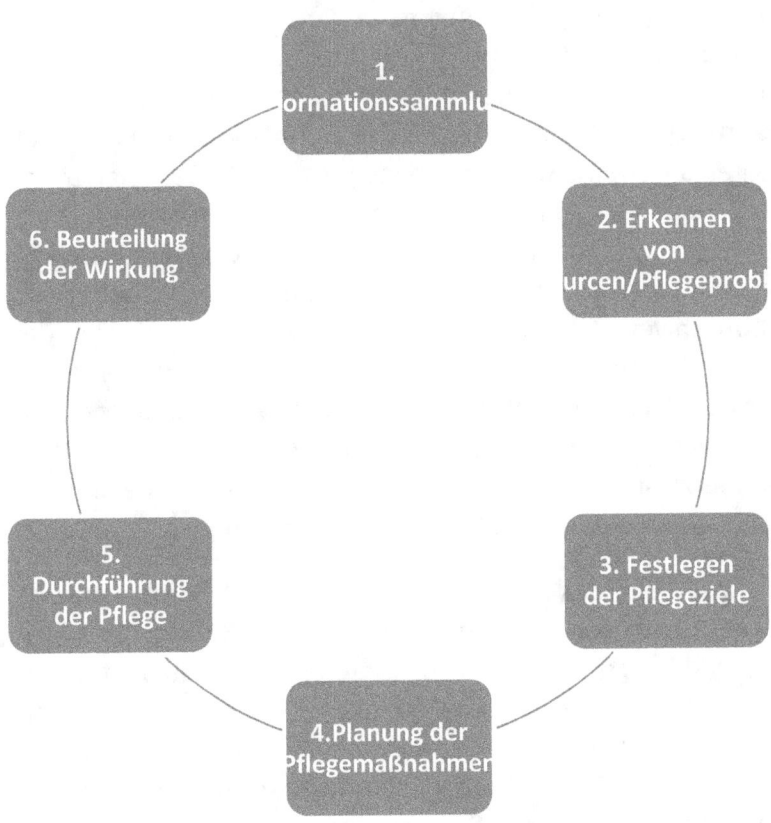

Mit der individuellen Pflegeplanung werden Aufgaben und Verantwortung verbindlich festgelegt. Es wird der Unterschied zwischen der Ausgangssituation und dem angestrebten Endresultat aufgezeigt. Ungenaue Formulierungen bei den Pflegezielen wie "geeignete" oder "angemessene" Formulierungen sollten vermieden werden. Die verantwortliche Pflegefachkraft beschreibt, welcher Erfolg mit der geplanten Maßnahme angestrebt wird. Das Zieldatum muss realistisch erreichbar und überprüfbar sein. Alle Mitarbeiter des Teams können so nach einheitlichen Kriterien pflegen. Pflegestandards, die ein allgemein zu erreichendes Leistungsniveau beschreiben, werden in die Pflegemaßnahmen übernommen. Aus der Dokumentation muss hervorgehen, welche Wirkung die Pflegemaßnahmen auf die Entwicklung des Bewohners hat. Eine schlecht geführt Dokumentation wertet die Pflegeleistung ab und beeinflusst die veröffentlichten Qualitätsergebnisse negativ.

Die Umsetzung des Pflegeprozesses erfordert darüber hinaus interne Kontrollen, wie Pflegevisiten und Befragungen der Pflegebedürftigen. Nur so kann die Qualität der Pflegeüberprüft und objektiv gemessen werden. Den Gesprächspartnern muss bewusst sein, dass sich aus den beschriebenen Maßnahmen die Arbeitsgrundlage für das kommende Jahr ergibt. Die verantwortliche Pflegefachkraft sollte im Gespräch verdeutlichen, welch hohen Stellenwert die Pflegedokumentation für die Pflegequalität hat, die vom MDK jährlich geprüft wird. Aus ihr muss u.a. hervorgehen, welche Pflegefachkraft zu welchem Zeitpunkt für die die Pflegeanamnese, Pflegeplanung und Pflegeevaluation verantwortlich ist. Anhand der Pflegedokumentation erhält die Einrichtung auch einen Vergleichsmaßstab für spätere Kontrollen.

Beispiel zur Verbesserung der körperlichen Bewegung:

Aktivität "Gehen"

Art	Qualität	Quantität	zeitliche Abstände
Gehen	mit Krücken, In Begleitung	3 x täglich	alle 4 Wochen

Im Gegensatz zu qualitativen Leistungszielen, die die Fach- und Sozialkompetenz des Mitarbeiters verbessern sollen, werden *quantitative Unternehmensziele* vorrangig mit Heim- und Pflegedienstleitungen in Zielvereinbarungen verbindlich vereinbart. Unternehmensziele sind in der Regel quantitative (harte) Kennzahlen, die Arbeitsschwerpunkte und Ziele für das kommende Jahr setzen. Sie können notwendige Schritte zur Umsetzung von Visionen und Zielen in Gang setzen oder Veränderungen anstoßen. Leistungs- wie auch Unternehmensziele setzen eine systematische Leistungserfassung sowie Auswertung der Finanzzahlen voraus. Sie informieren schnell und in konzentrierter Form über Wirtschaftlichkeit und Wirksamkeit der Leistung. Wichtig ist, zuerst die Messkriterien festzulegen, mit denen der Grad der Zielerreichung bestimmt werden kann.

Bespiele für quantitative Unternehmensziele:

- Belegung (Pflegestufen) und Auslastungsquote

- Kontrolle der Personal- und Sachkosten

- Fachkraftquote (mindestens die Hälfte der Beschäftigten mit betreuenden Tätigkeiten müssen Fachkräfte sein)

- Krankheitsquote.

Quantitative Unternehmensziele sind Verhältniszahlen aus der Betriebswirtschaft, die zwei oder mehr Zahlen umfassen. Durch einen Soll-Ist-Vergleich lässt sich der Grad der Zielerreichung relativ leicht ermitteln. Eine Absolut-Zahl wird dagegen unabhängig von anderen Zahlen dargestellt, wie zum Beispiel die gesamte Mitarbeiterzahl. Neben der Grundvergütung wird der Führungskraft eine Leistungsvergütung gezahlt, die vom Grad der Zielerreichung abhängt. Sie wird zusätzlich zum Gehalt gezahlt und kann z.B. 5.000 € betragen, wenn die Ziele erreicht wurden. Werden diese nicht erreicht, sollte die Erfolgsprämie gekürzt bzw. gar nicht gezahlt werden.

Phase 2:   Maßnahmenplan erstellen:

Nach Problemanalyse und Leistungsbeschreibung der ersten Phase geht es im zweiten Schritt um die Vereinbarung notwendiger Fördermaßnahmen zur Beseitigung der im Beurteilungsgespräch festgestellten Arbeitsprobleme. Aufgaben, Verantwortung und Kompetenzen der beteiligten Personen und Stellen müssen festgelegt werden. Je sorgfältiger das Förderkonzept einzelne Maßnahmen beschreibt, desto leichter lassen sich die geplanten Maßnahmen umsetzen. Gezieltes Training kann dazu beitragen, Erfahrungen zu sammeln, Schwachstellen leichter zu beheben und mehr Sicherheit zu erlangen.

Mögliche Fragen, um eine konstruktive Lösung der Probleme zu finden, sind:

- Welche konkreten Schritte sind zur Qualifizierung und Wissensvertiefung erforderlich?

- Welche Mittel sind dazu erforderlich (Fort- und Weiterbildung)

- Sind Änderungen im Organisationsablauf notwendig?

- Welche Unterstützung kann/soll der Vorgesetzte leisten?

- Wo sehen Sie mögliche Veränderungen oder neue Anforderungen in Ihrem Arbeitsfeld?

- Gibt es Aufgaben, die Sie gerne übernehmen, abgeben oder verändern möchten?

Beispiele für den Maßnahmenkatalog

Auf den folgenden Seiten werden mögliche Arbeitsprobleme beschrieben, die bei der Beurteilung der Kriterien in den Kernprozessen der Einrichtung Pflege, Verpflegung und Hauswirtschaft auftreten können. Des Weiteren zeigen die Fallbeispiele, welche Maßnahmen zu den einzelnen Kriterien vereinbart werden können, um bestehende Arbeitsdefizite des Mitarbeiters auszugleichen.

I. Fachaufgaben und Sozialverhalten

1. Fallbeispiel:

Kriterien: **Fachwissen und Arbeitsergebnisse**

Problem: Die Pflegeplanung als potenzielles Arbeitsmittel ist zu ausführlich und dadurch und unübersichtlich.

Ziel: Pflegeziele und Dokumentation sollten in Zukunft präziser beschrieben werden.

Maßnahme: Einmal wöchentlich praktische Anleitung und Begleitung des Mitarbeiters bei der Pflegeplanung durch eine erfahrene Pflegefachkraft.

2. Fallbeispiel:

Kriterium: **Arbeitsverhalten**

Problem: Veränderungen des Pflegezustandes werden nicht immer aktuell dokumentiert.

Ziel: Veränderungen jeweils noch am selben Tag bis zur Übergabe dokumentieren.

Maßnahme: In Übergabe-Gesprächen hinterfragen, ob sich der aktuelle Pflegezustand einzelner Bewohner verändert hat.

3. Fallbeispiel:

Kriterium: **Arbeitsergebnisse**

Problem: Pflegevisiten werden nicht regelmäßig durchgeführt.

Ziel: Pflegevisiten nach den Vorgaben der Pflegeplanung durchführen.

Maßnahme: Maßnahmenplan für die nächsten zwei Monate erstellen und der Pflegedienstleitung in Teambesprechungen berichten.

4. Fallbeispiel:

Kriterium: **Kommunikation und Teamfähigkeit**

Problem: Mitarbeiter ist in Fallbesprechungen zum Beispiel bei der Beurteilung problematischer Situationen wenig kompromissbereit.

Ziel: Kommunikation und Kooperation in Fallbesprechungen verbessern.

Maßnahmen: Austausch innerhalb des Teams durch Weiterbildung verbessern.

II. Führungskompetenz

5. Fallbeispiel

Kriterium: **Delegation**

Problem: Mitarbeiter delegiert Aufgaben nur zögernd.

Ziel: Katalog möglichst zusammenhängender Teilaufgaben für Mitarbeiter erstellen.

Maßnahme: Aufgabenkatalog mit den unterstellten Mitarbeitern abstimmen und Verantwortungsbereiche festlegen.

6. Fallbeispiel:

Kriterium: **Zielorientierung und Motivation**

Problem: Souveränität in Gesprächen und der Präsentation von Konzepten lässt zu wünschen übrig.

Ziel: Stärkung der persönlichen Kompetenz durch Weiterbildung.

Maßnahme: Teilnahme an einem Führungsseminar zur Verbesserung der kommunikativen Fähigkeiten.

7. Fallbeispiel:

<u>Kriterium:</u>	**Befähigung zur Motivation**
<u>Problem:</u>	Vorgesetzter plant Fort- und Weiterbildung der Mitarbeiter nichtvorausschauend.
<u>Ziel:</u>	Verbindliches Konzept für die berufliche Weiterbildung der Mitarbeiter für das nächste Jahr erstellen.
<u>Maßnahme:</u>	Gezielte Weiterbildungsmöglichkeiten mit dem Mitarbeitern besprechen und Infounterlagen aushändigen. Innerbetriebliche Fortbildung der Mitarbeiter intensivieren.

Nachdem sich die Gesprächspartner auf geeignete Fördermaßnahmen zur Behebung der Arbeitsdefizite verständigt haben, werden diese schriftlich dokumentiert (siehe Muster Seite 96). Es muss vereinbart werden, wie die Ziele erreicht werden können und was notfalls zu verändern ist. Außerdem wird der Zeitplan für deren Umsetzung aufgenommen. Dabei hängt der notwendige Handlungsbedarf auch von den persönlichen Neigungen und Fähigkeiten des Mitarbeiters ab. Der Mitarbeiter sollte möglichst eigene Überlegungen zur Lösung der Probleme unterbreiten, denn Vorschläge aus eigener Einsicht motivieren ihn stärker als Vorgaben durch den Vorgesetzten. Vor- und Nachteile können so diskutiert und gegeneinander abgewogen werden. Kompromissbereitschaft ist für strittige Punkte von beiden Seiten erforderlich. Der Vorgesetzte sollte seine Entscheidung für oder gegen einen Vorschlag nachvollziehbar begründen. Es können Regeln überlegt werden, nach denen der Mitarbeiter seine Aufgaben selbständig erledigt und in welchen Fällen Absprachen notwendig sind. Je nach Dringlichkeit werden Prioritäten gesetzt. Dabei ist es ratsam, sich zunächst auf nur ein Ziel zu beschränken. Ist der Prozess erfolgreich angelaufen, stehen die Chancen gut, auch weitere Themen anzugehen.

Phase 3:   Kontrolle der umgesetzten Maßnahmen

Der Vorgesetzte kontrolliert in regelmäßigen Zeitabständen (monatlich, vierteljährlich), ob der Mitarbeiter die vereinbarten Maßnahmen umgesetzt hat. Zugleich gibt er ein Feedback über die erreichten Fortschritte. Der aus dem Maßnahmenplan abgeleitete Durchführungsnachweis zeigt, ob das, was im Förderplan vereinbart worden ist, auch die Praxis umgesetzt wurde. Jeder sollte aus seiner Sicht beurteilen und darstellen, was gut lief und wo es Abweichungen gibt. Gegebenenfalls macht der Vorgesetzte Vorschläge über die weitere Vorgehensweise. Beim Abgleich der Einschätzungen wird analysiert, was die Gründe für eventuelle unterschiedliche Bewertungen sind. Die Beteiligten suchen gemeinsam nach den Ursachen für Erfolg oder Misserfolg. Der Vorgesetzte prüft, ob die erhofften Wirkungen eingetreten sind. Im Falle von Abweichungen muss entsprechend gegengesteuert werden. Der Vorgesetzte hilft, wenn der Mitarbeiter überordert ist. Erfahrungsgemäß dauert es seine Zeit, bis neu Erlerntes in "Fleisch und Blut" übergegangen ist. Das "lebenslange Lernen" im Berufsleben wird heute vom Arbeitgeber erwartet.

4.5   Langfristige Weiterentwicklung des Mitarbeiters

Mitarbeiter haben in der Regel ein Interesse daran, sich weiterzuentwickeln und dazuzulernen. Die Fort- und Weiterbildung in der Pflege hat daher einen hohen Stellenwert. Sie dient der persönlichen und beruflichen Qualifikation. In der direkten Zuwendung begleiten Mitarbeiter Pflegebedürftige und leisten individuelle Hilfe, die für die Zufriedenheit der Betroffenen einen hohen Stellenwert hat. Die Qualität der Arbeit in der Pflege steht und fällt mit der Qualifizierung und Befähigung der Mitarbeiter sowie deren Zufriedenheit am Arbeitsplatz. Pflege ist letztlich gekennzeichnet durch Beziehungsgestaltung, die nur von Mensch zu Mensch erlebt und erfahren werden kann. Mit Erfolg kann nur derjenige arbeiten, wer seine Ziele, Aufgaben und Kompetenzen kennt. Auch der MDK prüft bei seinen Qualitätsprüfungen, ob ein bedarfsgerechter prospektiver Fortbildungsplan für alle Leistungsbereiche vorliegt. Neben der Teilnahme an bedarfsgerechten Qualifizierungs- und Fördermaßnahmen gehören auch Karriere- und Aufstiegschancen zum Inhalt des Gespräches. Es geht um die Frage: Welche Entwicklung soll der Mitarbeiter durchlaufen und welche Maßnahmen erfordert das? Ist etwa die Leitung einer Wohngruppe geplant, kann die Teilnahme an einer Weiterbildung vereinbart werden.

4.6 Protokoll des Mitarbeitergespräches

Der Vorgesetzte protokolliert am Schluss des Gespräches die Ergebnisse handschriftlich auf dem dafür vorgesehenen Förderbogen, der von beiden Gesprächspartnern unterschrieben wird. Manchmal klärt die schriftliche Fixierung wichtige Dinge, die vorher unklar geblieben sind. Notwendig ist eine umfassende Dokumentation der Probleme, Ziele und daraus abgeleiteter Maßnahmen sowie der einzelnen Schritte für die innerbetriebliche Umsetzung. Der notwendige Förderbedarf des Mitarbeiters zum Ausgleich bestehender Defizite wird nach den drei Teilbereichen der Beurteilung ermittelt, so dass auf die Erläuterungen der einzelnen Kriterien im Beurteilungsbogen zurückgegriffen werden kann. Die konkrete Umsetzung der vereinbarten Maßnahmen soll dazu beitragen, die Kompetenzen des Mitarbeiters kontinuierlich zu verbessern. Pflegende können so ihre Tätigkeit bewusster, engagierter und zufriedener wahrnehmen und zu einer Verbesserung der Pflegequalität beitragen. Wichtig ist, dass sowohl der Mitarbeiter als auch sein Vorgesetzter mit erhobenem Kopf aus dem Gespräch gehen und die Zusammenarbeit weiterhin erfolgreich realisiert werden kann.

Vereinbarung zur Förderung und Entwicklung für das Jahr 201..

Name des Mitarbeiters:_____

Geb. am:_____

Wohngruppe/Dienste:_____

Beschäftigungsumfang:_____

Beurteilungszeitraum:_____

Beurteiler:_____

Letztes Gespräch am:_____

Maßnahmenkatalog

I. Fach- und Sozialkompetenz

Besprochene Defizite und Schwächen gemäß Problemanalyse:

_____

_____

_____

_____

Folgende Fördermaßnahmen werden vereinbart:

_____

_____

_____

_____

II. Führungskompetenz

Besprochene Defizite und Schwächen gemäß Problemanalyse:

_____

_____

_____

_____

Folgende Fördermaßnahmen werden vereinbart:

_____

_____

_____

_____

Berufliche und persönliche Weiterentwicklung:

_____

_____

_____

_____

_____

_____

Termin für eine Zwischenbilanz:_____

Anmerkungen des Beschäftigten und/oder der Führungskraft:

_____

_____

_____

_____

_____

Datum	Führungskraft	Mitarbeiter(in)

Das Mitarbeitergespräch - Dokumentationsbogen

Name des Mitarbeiters:_____

Geb. am:_____

Berufsbezeichnung:_____

Tätigkeit seit:_____

Arbeitsbereich:_____

Beschäftigungsumfang:_____

Beurteilungszeitraum:_____

Beurteiler:_____

Letztes Gespräch am: _____

Datum: _____

Kurzbeschreibung der Stelle:

_____

_____

_____

_____

_____

Bitte halten Sie jeweils in Stichpunkten fest, welche Punkte angesprochen wurden:

1.Fachaufgaben

Beurteilungskriterien

a) Fachwissen

Beschreibung:

- kann sich sprachlich korrekt ausdrücken und komplexe Sachverhalte präzise darstellen
- Kennt die fachlichen Kriterien für die Beurteilung des Gesundheitszustandes des Pflegebedürftigen und kann diese in die Praxis umsetzen
- Schätzt er die eigenen Fachkompetenzen realistisch ein und holt sich bei Bedarf Rat
- Chancen zur beruflichen Weiterentwicklung werden Genutzt

Beispielfragen:

- Was waren die Hauptaufgaben in Ihrem Arbeitsbereich in der vergangenen Arbeitsperiode?
- Was nimmt die meiste Zeit Ihrer täglichen Arbeiten in Anspruch?

Für die Bewertung eignen sich:

- beobachtet handlungsrelevant und handelt zielstrebig
- Besonnen meint: kann Prioritäten setzen und Wichtiges von Unwichtigem unterscheiden
- verwendet fachsprachliche Begriffe
- ist geistig beweglich (Auffassungsgabe, Denkvermögen) und stellt sich schnell um.

Selbsteinschätzung Mitarbeiter _____

_____

Beurteilung Vorgesetzter_____

_____

Punktzahl: _____

b) Arbeitsverhalten

Beschreibung:

-   Entscheidungen sind nachvollziehbar und plausibel
-   Orientiert sich im Handeln an den jeweils gültigen Standards, Richtlinien und Vereinbarungen
-   Pflege der Bewohner/Patientenwird individuell geplant
-   Kann sich gut auf neue Situationen einstellen
-   Trägt die Konsequenzen seines Handelns

Beispielfragen:

-   Wie ist die Zusammenarbeit und Kommunikation im Team, mit Vorgesetzten, den Bewohnern/Patients und anderen internen/externen Personen?

Für die Bewertung eignen sich:

-   arbeitet selbständig und zielgerichtet
-   hat einen guten Überblick über die anstehenden Arbeiten
-   ist loyal, gibt Informationen präzise weiter und verwendet Fachsprache, muss beaufsichtigt werden
-   ist vielseitig einsetzbar und verantwortungsfreudig - scheut Verantwortung
-   verhält sich in Notsituationen und bei höherer Arbeitsbelastung besonnen - nicht besonnen,
-   Zusammenarbeit mit Vorgesetzten ist unproblematisch
-   setzt sich entschieden für eine Sache ein
-   Formulierungen für allgemeine Eigenschaften: dynamisch, aufgeschlossen, wendig, freundlich, zuverlässig, ablenkbar, vergesslich, zurückhaltend

Selbsteinschätzung Mitarbeiter_____

_____

Beurteilung Vorgesetzter_____

_____

Punktzahl_____

c) Arbeitsergebnisse

Beschreibung:

- Aufgaben werden termingetreu und sorgfältig erledigt
- beobachtet und kontrolliert die Wirkung des eigenen Handelns
- löst schwierige Aufgaben und Probleme eigenständig
- geht verantwortungsvoll und wirtschaftlich mit Materialien und Geräten um

Beispielfragen:

- Wie zufrieden sind Sie mit den Ergebnissen in Ihrem Arbeitsbereich?
- Reicht die Zeit für die zu erledigenden Arbeiten?

Für die Bewertung eignen sich:

- berücksichtigt Pflegestandards, Pflegetechniken usw.,
- dokumentiert kontinuierlich und korrekt nach den Schritten des Pflegeprozesses,
- führt ärztliche Anordnungen korrekt aus, hält Termine und Absprachen ein,
- gibt Fehler offen zu - verschweigt Fehler.

Selbsteinschätzung Mitarbeiter _____

_____

Beurteilung Vorgesetzter_____

_____

Punktzahl:_____

Auswertung Teilbereich Fachaufgaben -   erreichte Punktzahl:

a)   Fachwissen: _____

b)   Sozialverhalten: _____

c)   Arbeitsergebnisse: _____

        erreichte Punktzahl: ===========

Arithmetisches Mittel: _____=_____ Punkte

Folgende Note wird vergeben:_____

II. Sozialverhalten

d) Team- und Serviceorientierung

Beschreibung:

- kann sich einer Gruppe anpassen und mit ihr effektiv und konstruktiv zusammenarbeiten
- findet ein der Situation angemessenes Verhältnis von Nähe und Distanz gegenüber Bewohnern und Angehörigen
- Kooperation mit anderen Bereichen

Beispielfragen sind:

- Wie ist die Zusammenarbeit im Team und mit dem Vorgesetzten?
- Wie ist der Umgang mit Bewohnern/Patienten und deren Angehörigen?

Für die Bewertung eignen sich:

- Mitarbeiter hält sich an Vereinbarungen, ist zuverlässig, hilft Kollegen, die Arbeit im Team funktioniert
- ist initiativ, beharrt nicht auf seinem Standpunkt, ist kompromissbereit, diskutiert sachlich
- geht flexibel auf Wünsche und Bedürfnisse der Bewohner bzw. Patienten ein
- Weitere Umschreibungen sind: hilfsbereit, umgänglich, wertschätzend und kooperativ gegenüber Bewohnern

Selbsteinschätzung Mitarbeiter_____

_____

Beurteilung Vorgesetzter_____

Punkte:_____

e) Kommunikation

Beschreibung:

- informiert Kollegen und Vorgesetzte in Fall- und Dienstbesprechungen, Übergaben etc. präzise und zielgerichtet
- kann sich sprachlich korrekt ausdrücken und komplexe Sachverhalte verständlich darstellen
- informiert Bewohner, Angehörige etc. fachlich korrekt.

Beispielfragen:

- Können Sie ihre Talente, Neigungen und Arbeitsvorlieben zur Entfaltung bringen?
- Wie erleben Sie das Klima in Ihrem Team?
- Wie treten Sie mit Bewohnern/Patienten in Kontakt und berücksichtigen Sie deren Fähigkeiten?

Für die Bewertung eignen sich:

- Der Umgang mit Bewohnern/Patienten ist wertschätzend
- verwendet in schriftlichen und mündlichen Berichten Fachbegriffe
- Weitere Formulierungshilfen sind: offen, kontaktfreudig, verhält sich freundlich, zuvorkommend, es wird verständlich und sachgerecht informiert.
- Angemessene Umgangsformen meint: bleibt trotz Stress freundlich und verständlich, schreit nicht und wird nicht ausfallend.

Selbsteinschätzung Mitarbeiter: _____

_____

Führungskraft:_____

Punktzahl:_____

f) Konfliktfähigkeit

Beschreibung:

- reflektiert sein Handeln kritisch, nimmt konstruktive Kritik an und setzt sie um
- ist in der Lage, konstruktiv Kritik zu äußern

Beispielfragen:

- Womit fühlen Sie sich über- oder unterfordert?
- Sind Sie mit Ihrer Aufgabenstellung zufrieden?

Für die Bewertung eignen sich:

- setzt sich sachlich und angemessen mit Kritik auseinander
- bleibt bei Konflikten stets fair,
- nutzt Kritik an der eigenen Arbeit, um die Pflegequalität zu verbessern

Selbsteinschätzung Mitarbeiter_____

_____

Beurteilung Vorgesetzter_____

_____

Punktzahl:_____

Auswertung Teilbereich Sozialverhalten -   erreichte Punktzahl

d)   Team- und Serviceorientierung: _____

e)   Kommunikationsfähigkeit: _____

f)   Konfliktfähigkeit: _____

        erreichte Punktzahl: =============

Arithmetisches Mittel:_____= _____ Punkte

Folgende Note wird vergeben: _____

III. Führungskompetenz

g) Zielorientierung

Beschreibung:

- verhält sich loyal zu den Zielen der Einrichtung
- orientiert sich in seinem Handeln an den jeweils gültigen Standards, Richtlinien und Vereinbarungen
- versteht es, Interesse bei den Mitarbeitern für die geplanten Ziele bei zu wecken
- zögert Entscheidungen nicht hinaus und trifft auch unpopuläre Maßnahmen

Beispielfragen sind:

- Wie planen und organisieren Sie Ihre Arbeit?
- Welche Instrumente und Techniken nutzen Sie zur Mitarbeiterführung?
- Wie kontrollieren Sie die pflegerischen Prozesse?
- Wie lösen Sie Konflikte mit Mitarbeitern, Bewohnern etc.?- Gibt es ein Fort- und Weiterbildungsprogramm für Mitarbeiter?

Beispiele für die Bewertung:

- plant und organisiert Aufgaben sachgerecht, bevorzugt kooperativen Führungsstil, ist zielorientiert, verfügt über (gute) soziale und kommunikative Fähigkeiten.
  Weitere Formulierungshilfen sind:
  ist geradlinig, handelt aus eigenem Antrieb, ist geistig flexibel (Auffassungsgabe, Denkvermögen) und fähig, anspruchsvolle Aufgaben zu lösen,
- ist zögernd, umständlich, unüberlegt

Selbsteinschätzung Mitarbeiter: _____

_____

Beurteilung Vorgesetzter_____

_____

Punktzahl_____

h) Delegation

Beschreibung:

- schätzt die Fähigkeiten der Mitarbeiter richtig ein,
- Mitarbeiter können den Bearbeitungsweg offen gestalten,7 d.h. sie haben ausreichend Gestaltungsspielraum.

Beispielfragen sind:

- Wie berücksichtigen Sie die Fähigkeiten, Kenntnisse und Interessen ihrer Mitarbeiter bei der Delegation von Aufgaben?
- Welche Konzepte zur Einarbeitung, Information und Unterweisung werden dabei genutzt?
- Wie kontrollieren Sie die Ergebnisse?

Beispiele für die Bewertung:

- berücksichtigt Stärken und Schwächen der Mitarbeiter bei der Dienstplangestaltung. Aufgaben werden im gesamten Zusammenhang dargestellt,
- überträgt eindeutig Aufgaben und Verantwortung an Mitarbeiter

Selbsteinschätzung Mitarbeiter: _____

_____

Beurteilung Vorgesetzter_____

_____

Punktzahl:_____

i) Kontrolle

Beschreibung:

- überprüft regelmäßig Leistungen und Verhalten der Mitarbeiter,
- nutzt Protokolle und Dokumentationen, um sich ein Bild vom Zustand der Bewohnern bzw. Patienten zu machen.

Beispielfragen:

- Wie kontrollieren und dokumentieren Sie die Arbeitsabläufe und -ergebnisse der Mitarbeiter?
- Wie werden Zielvereinbarungen, die mit Mitarbeitern getroffen wurden, überprüft?

Beispiele für die Bewertung:

- regelmäßige Pflegevisiten sorgen für Transparenz über die Pflegequalität,
- Teambesprechungen werden wöchentlich durchgeführt,
- nimmt in regelmäßigen Abständen an Fallbesprechungen der Wohnbereichsleitungen teil.

Selbsteinschätzung Mitarbeiter: _____

_____

Beurteilung Vorgesetzter_____

_____

Punktzahl:_____

j) Befähigung zur Motivation der Mitarbeiter

Beschreibung:

- ist Vorbild durch gelebte Werte wie Ehrlichkeit, Zuverlässigkeit und Fairness im Umgang miteinander?,
- führt Mitarbeitergespräche konstruktiv und ergebnisorientiert,
- fördert gezielt Fort- und Weiterbildungen der Mitarbeiter,
- ist offen für Probleme, Anregungen und Ideen der Mitarbeiter und reagiert sachlich.

Beispielfragen sind:

- Wie überzeugen und begeistern Sie Ihre Mitarbeiter im Pflegalltag?
- Gibt es ein Feedback für Ihre Mitarbeiter?
- Wie fördern Sie Ihre Mitarbeiter fachlich und persönlich?

Beispiele für die Bewertung:

- berücksichtigt Wünsche und Fähigkeiten der Mitarbeiter bei der Dienstplangestaltung,
- ermöglicht den Mitarbeitern Fort- und Weiterbildungen (Weiterbildungsplan),
- führt einmal jährlich Mitarbeitergespräche durch.
- Formulierungshilfen zum Auftreten und den Umgangs-Formen sind: gewandt, umgänglich, ruhig, lässig, unsicher, distanziert, anmaßend, aufdringlich.

Selbsteinschätzung Mitarbeiter: _____

_____

Beurteilung Vorgesetzter_____

Punktzahl:_____

Auswertung Teilbereich Führungskompetenz   erreichte Punktzahl

g)   Zielorientierung: _____

h)   Delegation: _____

i)   Kontrolle: _____

j)   Motivation der Mitarbeiter: _____

         erreichte Punktzahl: ===========

Arithmetisches Mittel:_____= _____Punkte

Folgende Note wird vergeben:_____

IV.   Ermittlung der Gesamtnote:

I.   Punktzahl Fachaufgaben: _____

II.   Punktzahl Sozialverhalten: _____

III.   Punktzahl Führung: _____

           erreichte Punktzahl   ================

Arithmetisches Mittel:_____= _____ Punkte

Folgende Gesamtnote wird vergeben:_____

Dem Beschäftigten wurden Inhalt und Ergebnis der Leistungsbewertung mitgeteilt. Bemerkungen des Vorgesetzten und/oder des Mitarbeiters:

_____

_____

_____

_____

_____   _____
Unterschrift Vorgesetzter   Unterschrift Mitarbeiter/in

Stichwortverzeichnis

Literaturverzeichnis

Altenpflege 2; In guten Händen, Cornelsen Verlag, Berlin 2011 - Seite 11

Altenpflege; Grundpflege, Behandlungspflege, Vincents Verlag Hannover 2000 - Seite 9

Berne, Eric; Transaktionsanalyse, Altenpflege 2, Cornelsen Verlag Berlin- Seite 26

Fiechter, V.. und Meier, M, Pflegeplanung. Eine Anleitung für die Praxis, 1998, Recom

Gesundheit und Pflege, Cornelsen Verlag, Berlin, 2011 - Seite 41

Hackmann, Oldmann; Motivation der Mitarbeiter, Marco A. Gardini, 1976

Krohwinkel, M.: Rehabilitierende Prozesspflege am Beispiel von Apoplexiekranken. Fördernde Prozesspflege als System, Broschiert: 448 Seiten: Verlag Huber

Maßstäbe und Grundsätze zur Sicherung und Weiterentwicklung der Pflegequalität, MDK-Anleitung, Seite 61

Maslow, Abraham; Bedürfnismodell, Krankheitslehre für Altenpflegeberufe, Thieme-Verlag, Seite 77

Mayntz, Renate; Soziologie der Organisation, Rowohlt Verlag, Reinbeck, Seite 35

Pflegebedürftigkeit; Medizinischer Dienst der Spitzenverbände der Krankenkassen e.V., Essen 2006, Seite 13

Richtlinien der Spitzenverbände der Pflegekassen zur Begutachtung von Pflegebedürftigkeit, Essen 2006, Seite 41

Seel, Mechthild; Die Pflege der alten Menschen, Brigitte Kunz Verlag, Hannover 2000 - Seite 9

Schulz von Thun, Friedmann; Vier Aspekte einer Nachricht, Altenpflege - Gerontologie, Seite 44